EINLEITUNG

WIE FÜHLEN SIE SICH? Sind Sie wach, energiegeladen und tatenhungrig oder eher permanent urlaubsreif? Da Sie gerade dieses Buch in Händen halten, vermutlich Letzteres. Dabei leben Sie vernünftig, ernähren sich gesund und machen Bewegung. Sie sind nicht allein. Erschöpfung ist in unserer modernen Gesellschaft zum Massenphänomen geworden. Die Schuld wird dem sich beschleunigten Lebensstil durch die technologischen Errungenschaften gegeben. Gleichzeitig nehmen chronische Erkrankungen wie Übergewicht, Typ-2-Diabetes, Allergien, Autoimmunkrankheiten, Burn-out und Altersdemenz rasant zu. Gegen diese Krankheiten richtet sich ein wachsendes Gesundheitsbewusstsein. Eine ganze Fitness- und Wellnessindustrie ist entstanden und verdient Milliarden. Immer neue Ernährungstipps, Fitnesstrends und Entspannungs-Guides füllen Zeitungen, Buchtitel und das Internet. Wenn Sie „mehr Energie“ googeln, finden Sie 326 Millionen Einträge: die Powerbibel für den Mann, das beste Superfood, 10 Tipps für erholsamen Schlaf und vieles mehr. Doch all die heilbringenden Ratschläge scheinen nicht zu wirken. Irgendetwas stimmt hier nicht.

Vielleicht stellen wir die falschen Fragen. Statt das Einzelne zu untersuchen, sollten wir einen Schritt zurücktreten und das große Ganze betrachten. Es ist ein typisches Phänomen unserer Gesellschaft, dass wir uns von unserer Umwelt getrennt wahrnehmen. Doch unsere unmittelbare Umgebung beeinflusst wesentlich unsere Gesundheit. Kann es sein, dass unsere Postleitzahl eine wichtigere Rolle spielt, wie energiegeladen wir sind, als unsere Gene?

Der technologische Fortschritt hat dazu geführt, dass die Natur mehr und mehr durch künstliche Umgebungen ersetzt wird. Beispiel gefällig? Sonnenlicht hat eine andere Zusammensetzung als

Haben Sie sich schon jemals die Frage gestellt, warum es uns so in den Süden zieht und wir nach Sonne geradezu lechzen? Weil Sonne uns sofort mit Energie erfüllt.

eine Energiesparlampe. Warum das wichtig ist? Weil wir in einem Tag-Nacht-Rhythmus getaktet sind und Licht unsere biologische Uhr einstellt, wie die Forschung längst bewiesen hat. Übrigens benötigen wir Sonnenlicht, um Energie zu bekommen, da sind wir nicht anders als Pflanzen. Haben Sie sich schon jemals die Frage gestellt, warum es uns so in den Süden zieht und wir nach Sonne geradezu lechzen? Weil Sonne uns sofort mit Energie erfüllt. Deshalb sind die meisten Südländer auch besser drauf, weil sie länger und mehr Sonne abbekommen. Man kann aber auch im Winter Energie tanken. Dazu muss man es wie Johann Wolfgang von Goethe machen. Er hackte im Winter ein Loch in das Eis des Flüsschens Ilm bei Weimar und genoss es, darin zu baden. Zugegeben, das mit dem Genießen braucht ein bisschen.

Alle Lebewesen folgen einem physikalischen Energiecode. Um das Leben zu verstehen – und es ist bei Weitem noch nicht alles entschlüsselt –, muss man Physik, Biologie, Astronomie, Chemie und Medizin als Naturwissenschaften gesamthaft betrachten. Viele Prozesse lassen sich nur mittels Quantenphysik erklären. Bisher beschäftigt sich die Medizin nur wenig mit den großen Zusammenhängen. Einer der Vorreiter ist diesbezüglich der amerikanische Neurochirurg Dr. Jack Kruse, der zum Mentor vieler Präventivmediziner wurde und auch die Autorin inspiriert hat.

Inspirieren soll Sie auch dieses Buch, denn wie viel Energie wir abbekommen, können wir selbst steuern. In diesem Buch lesen Sie, wie man den Energiecode knackt. Und das Beste daran ist, es kostet keinen Cent.

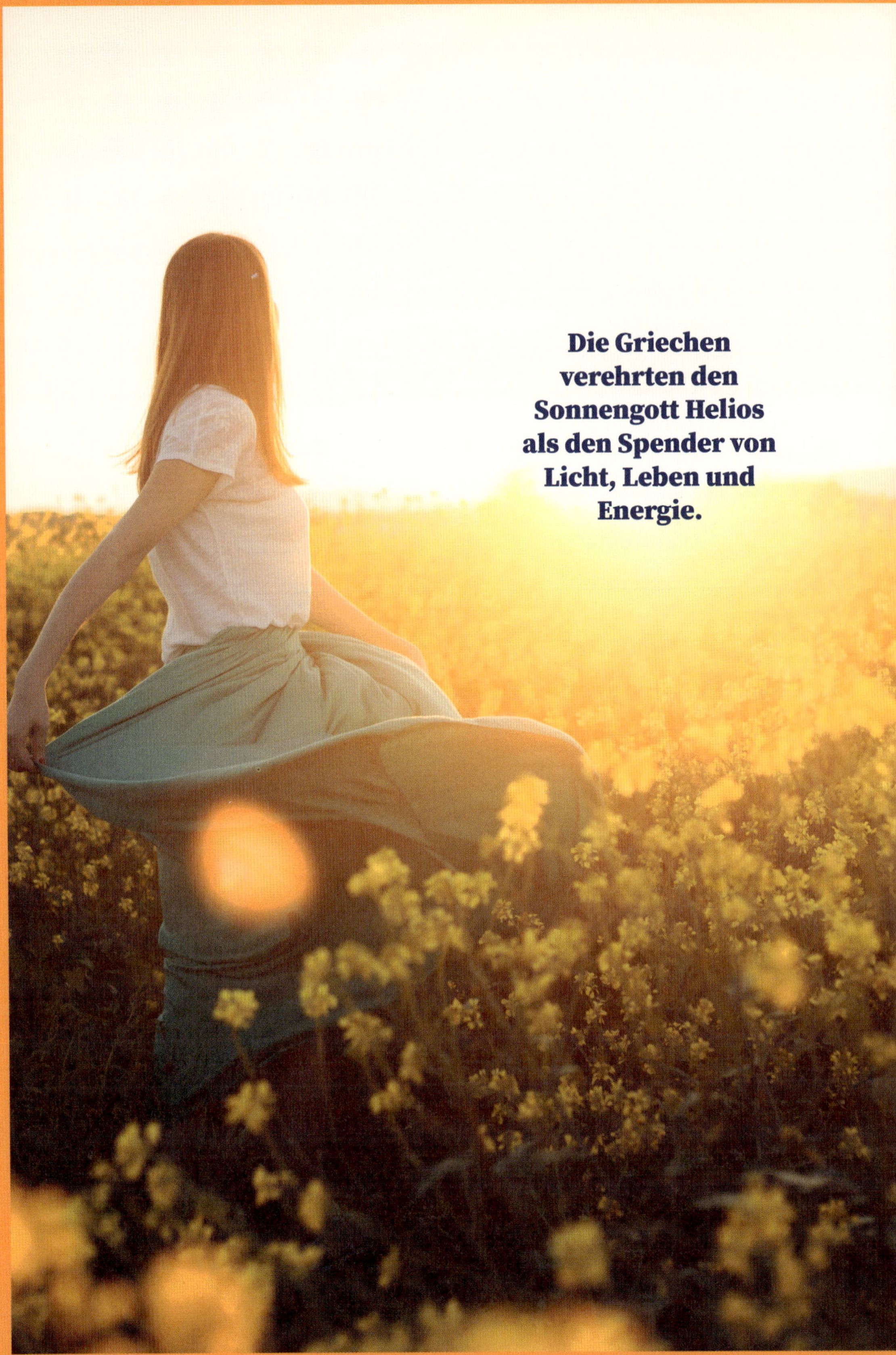

Die Griechen verehrten den Sonnengott Helios als den Spender von Licht, Leben und Energie.

EINE FRAGE DER FREQUENZEN

„Die meisten Menschen leben in biologischer Dunkelheit, denn sie halten sich zu über 90 Prozent ihrer Lebenszeit in geschlossenen Räumen auf. Dort gibt es kein natürliches Licht, selbst wenn viele Fenster vorhanden sind“, schreibt der deutsche Lichtbiologe Dr. Alexander Wunsch in seinem Buch „Die Kraft des Lichts“.

DIE GESAMTE EVOLUTION des Lebens auf der Erde hat sich unter dem Licht der Sonne vollzogen. Ohne Sonnenlicht gäbe es weder pflanzliches noch tierisches noch menschliches Leben. So designte die Evolution vor 100 000 Jahren auch den Menschen unter der Sonne Ostafrikas. Der Grundbauplan ist bis heute gleich geblieben. Und was sich an den Umweltbedingungen seit damals in Ostafrika nicht verändert hat, ist das Sonnenlicht. Es ist eine der wichtigsten Energiequellen. Pflanzen gewinnen daraus Energie im Rahmen der Photosynthese, und auch wir Menschen brauchen das Licht, um Energie zu tanken. Außerdem legt die Sonne für alle Lebewesen den Grundrhythmus fest. Auf jeden hellen Tag folgt eine dunkle Nacht. Auf diesen Wechsel hat sich im Laufe der Evolution quasi jede Lebensform eingestellt. Die drei amerikanischen Wissenschaftler Jeffrey C. Hall, Michael Rosbash und Michael W. Young erforschten, welche Mechanismen die Tag-Nacht-Rhythmen steuern, und erhielten dafür 2017 den Nobelpreis für Medizin und Physiologie.

Wo ein Rhythmus ist, braucht es einen Taktgeber. Beim Menschen ist das die Master-Clock, unsere innere Uhr. Sie sitzt im Gehirn und steuert die Abläufe im ganzen Körper. Damit diese Uhr richtig tickt, muss sie jeden Tag aufs Neue richtig eingestellt werden. Das passiert durch Signale aus der Umwelt, die man als Zeitgeber bezeichnet. Der wichtigste Zeitgeber für den Menschen ist Licht, das durch den Hell-Dunkel-Wechsel die innere Uhr rhythmisch beeinflusst.

Die wichtigsten Rezeptoren dafür sitzen direkt auf der Netzhaut der Augen, aber auch die Haut steht in Verbindung mit der inneren Uhr. Die Master-Clock wiederum stellt dann alle anderen Uhren im Körper ein. Und wir haben eine ganze Menge davon: Vor jedem Stoffwechselprozess steht eine Uhr, ja vor jedem einzelnen Gen tickt eine Uhr.

Das hat sich die Natur einfallen lassen, um effizienter mit der Energie umgehen zu können. Denn es gibt Vorgänge, für die der Körper viel Energie verbraucht, beispielsweise für Bewegung, für die Aktivierung des Immunsystems oder für Reparaturmechanismen. Das ist einer der Gründe für die Trennung der Aktivitäten in Tag und Nacht. Während des Tages bewegen wir uns, in der Nacht läuft das Immunsystem auf Hochtouren.

Doch Licht ist nicht gleich Licht. Denken Sie an die unterschiedlichen Farben des Lichts bei Sonnenauf- und -untergang oder an die kräftigen Strahlen zu Mittag im Hochsommer im Vergleich zum kargen Winterlicht. Das hängt mit den unterschiedlichen Frequenzen zusammen, aus denen sich Licht zusammensetzt. Wobei nicht alle Frequenzen für das menschliche Auge sichtbar sind. UV-Frequenzen etwa sind für uns unsichtbar, aber sehr wichtig. Unterschiedliche Lichtfrequenzen lösen verschiedene biochemische Prozesse aus.

Damit der Mensch gesund und energiegeladen ist, benötigt er täglich das gesamte Spektrum des Tageslichts, und zwar ohne Glasscheibe dazwischen. Denn Glas blockt wichtige Strahlen ab. Heute weiß man: Zu wenig Tageslicht und zu viel Kunstlicht sind für die meisten Zivilisationskrankheiten verantwortlich.

Damit der Mensch gesund und energiegeladen ist, benötigt er täglich das gesamte Spektrum des Tageslichts, und zwar ohne Glasscheibe dazwischen. Denn Glas blockt wichtige Strahlen ab. Heute weiß man, dass zu wenig Tageslicht und zu viel Kunstlicht für das Entstehen der meisten Zivilisationskrankheiten verantwortlich sind. Täglich eine Dosis Tageslicht kann dem vorbeugen. Eigentlich ganz einfach, und vor allem kostet es keinen Cent.

LICHT IST ENERGIE

Die Sonne strahlt. Es ist hell, warm, und Sie fühlen sich sofort glücklich, fit und tatenhungrig. Das ist Ihnen sicher schon aufgefallen. Wir sind dann sogar besser beim Flirten, wie eine französische Studie der Universität Vannes belegt: Bei strahlend blauem Himmel waren junge Männer deutlich erfolgreicher, Frauen ihre Telefonnummer abzuquatschen. Das liegt vor allem an der UV-Strahlung. Denn die Sonne ist eine der wichtigsten Energiequellen für den Körper und auch für die Produktion von bestimmten Hormonen mitverantwortlich. Dass Sonne Strom erzeugt, wissen wir spätestens seit dem Durchbruch von Solarzellen. Im Grunde ist das bei uns Menschen nicht viel anders. Aufgenommen wird die Energie des Sonnenlichts vor allem über die Haut. Der Schichtaufbau der Haut in Hornschicht, Oberhaut, Basalmembran, Lederhaut und Unterhaut funktioniert dabei wie ein Filtersystem. Die Haut kann sich in nur wenigen Tagen auf veränderte Strahlungsstärken einstellen und aus allen Spektralbereichen der Sonne Energie ernten. Wobei die verschiedenen Frequenzen dank des Filtersystems der Haut unterschiedlich tief eindringen. Je aggressi-

Wenn die Sonne scheint und es warm und hell ist, sind wir sogar beim Flirten besser, zeigt eine Studie aus Frankreich.

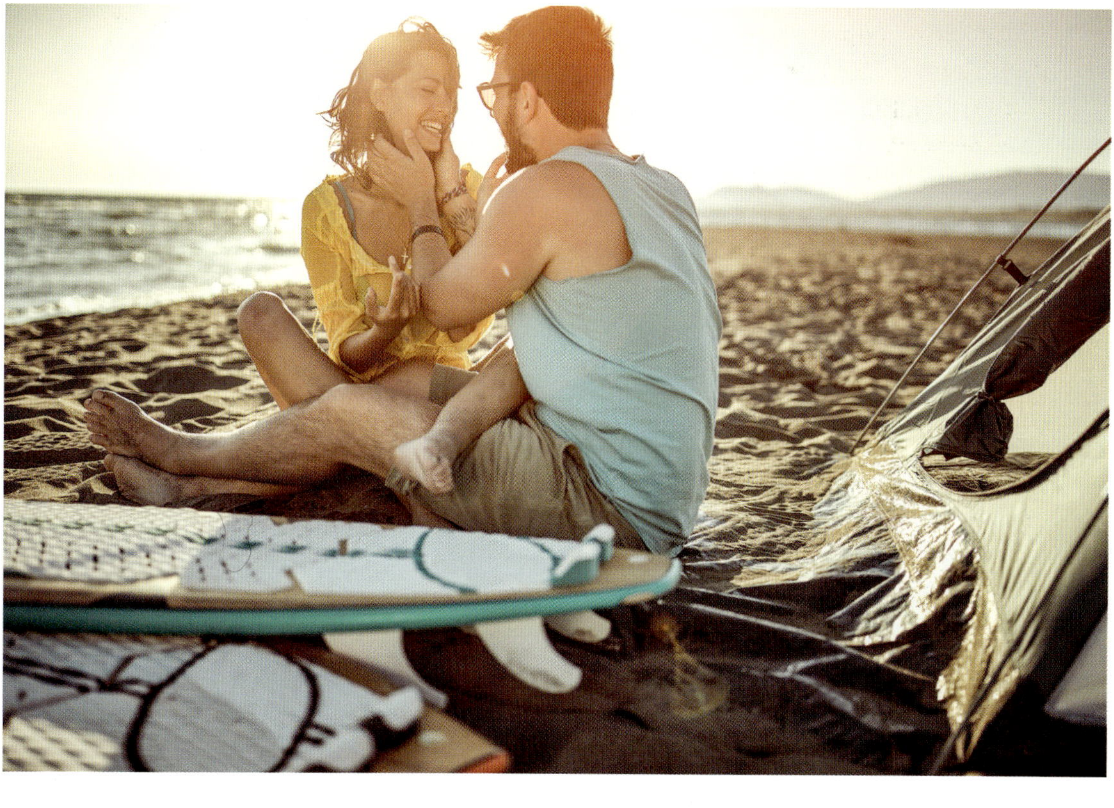

ver die Strahlung, desto weniger tief durchdringt sie die Hautschichten. UVB – die Ultraviolettstrahlung des Sonnenlichts im Wellenlängenbereich von 290–315 Nanometern – dringt beispielsweise nur bis in die Basalmembran vor. Dort werden einerseits Pigmente produziert, andererseits kommt es zu einer Verdickung der obersten Hornschichten. Dadurch bildet sich eine sogenannte Lichtschwiele, die als leistungsfähiger Filter vor zu viel UVB-Strahlung schützt. Infrarotlicht hingegen kann tief ins Gewebe eindringen. Es ist wichtig, dass wir uns dem gesamten Spektrum des Sonnenlichts aussetzen, sodass der Energiestrom des Lichts auf jeder Ebene seine Arbeit tun kann. Allerdings sind nicht immer alle Frequenzen gleichzeitig vorhanden. Die Zusammensetzung ist von Tages- und Jahreszeiten sowie der geografischen Lage abhängig. Niemals jedoch tritt in der Natur eine Lichtfrequenz isoliert auf.

Es ist wichtig, dass wir uns dem gesamten Spektrum des Sonnenlichts aussetzen, sodass der Energiestrom des Lichts auf jeder Ebene seine Arbeit tun kann.

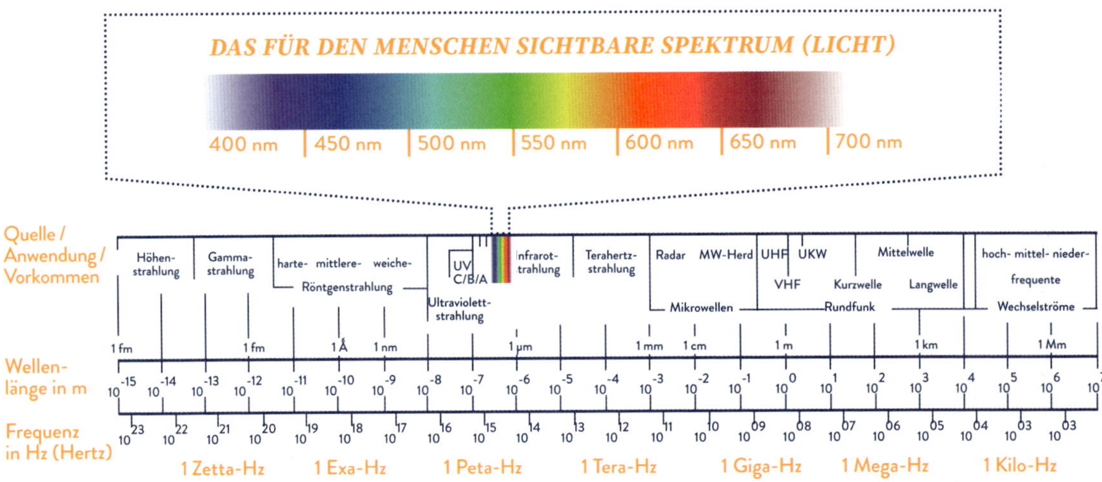

Die Wellenlänge des Lichts wird in Nanometern (nm) gemessen. Auf der Erde kommen Lichtstrahlen zwischen 290 nm und 3000 nm an. Das für den Menschen sichtbare Licht ist das des Regenbogenspektrums. Der von der biologischen Wirksamkeit wichtigere Bereich ist aber der unsichtbare Ultraviolettbereich (UV), der sich in das kurzwelligere UVB und das langwelligere UVA unterteilt. Am anderen Ende des sichtbaren Lichts liegt der ebenso wichtige Infrarotbereich.

Die meisten wird überraschen, dass wir aus den Sonnenstrahlen Energie beziehen und nicht nur aus der Nahrung. Tatsächlich hat der Mensch sogar drei Energiequellen, wie der britische Physiker Stephen Hawking wusste: die Sonne, die Nahrung und das Magnetfeld der Erde.

UVB – DER ENERGIEGEBER

UVB ist die energiereichste Strahlung, die uns auf der Erde erreicht. Diese Photonen braucht der menschliche Körper für die Energiegewinnung. Das ist so wichtig, dass es dafür sogar ein eigenes Signal gibt, nämlich das Vitamin D. Allerdings ist UVB nicht überall auf der Erde das gesamte Jahr über verfügbar. Ob und in welcher Intensität UVB die Erde erreicht, hängt von der Jahreszeit, dem Breitengrad und dem Stand der Sonne ab. Je nördlicher man wohnt, umso weniger UVB bekommt man im Verlauf des Jahres ab. Je näher am Äquator man sich befindet, desto intensiver ist die Strahlung.

UVB ist die energiereichste Strahlung, die uns auf der Erde erreicht. Ob und in welcher Intensität, hängt von der Jahreszeit, dem Breitengrad und dem Stand der Sonne ab.

Während es am Äquator das gesamte Jahr über UVB gibt, haben wir in Wien, das auf dem 48. Breitengrad liegt, von Oktober bis März kein UVB. Somit hat unsere Postleitzahl wesentlich damit zu tun, wie viel Energie wir tanken können. Ab dem 32. Breitengrad – hier liegen beispielsweise Kreta und Tel Aviv – gibt es das gesamte Jahr über UVB. Zusätzlich beeinflusst wird die Strahlungsstärke von der Ozonschicht, Smog, der Wolkendichte und der Höhenlage. So ist die Strahlung in den Bergen stärker als im Flachland, im Sommer stärker als im Winter und mittags stärker als morgens und abends. Verstärkt wird die Strahlung durch die Reflexion von Wasser, Sand und Schnee.

Die Energie des Lichts wird im Gewebe für weitere biologische Vorgänge gespeichert. Wie schon erwähnt ist UVB für die Bildung von Vitamin D verantwortlich. Wobei: Vitamin D ist eigentlich kein Vitamin, sondern ein Hormon. Der Herstellungsprozess ist relativ kompliziert und verläuft in mehreren Schritten. Wir möchten diesen Prozess aber gerne kurz erklären, weil es wichtig ist. Also halten Sie

JETZT WILL ICH ES ABER GENAU WISSEN

Wie Licht zu Energie wird

Seit dem Altertum haben sich Wissenschaftler mit der Natur des Lichts auseinandergesetzt und teils heftig gestritten. So war etwa Isaac Newton bekannter Verfechter der Teilchentheorie. Er vertrat die Meinung, dass Licht aus Partikeln besteht. Thomas Young wiederum hielt Licht für eine Welle. Denn die Beugung des Lichts ist nur mit Wellen zu erklären. Letztlich sollte Albert Einstein mit der Quantenphysik das Rätsel lösen: Licht besteht aus Photonen und ist sowohl Welle als auch Teilchen. Licht reist als Welle und kommt als Teilchen an. Photonen unterscheiden sich physikalisch durch ihren Energiegehalt. Definiert wird die Energie eines Lichtteilchens durch die Frequenz seiner elektromagnetischen Welle: Je höher die Frequenz ist, desto mehr Energie hat ein Lichtteilchen. Da jedes Photon sowohl Teilchen als auch Welle ist, lässt sich der Energiegehalt als Wellenlänge beschreiben. Je höher die Energie und damit die Frequenz, desto kürzer ist die Wellenlänge – und umgekehrt.

Licht ist an so gut wie jeder chemischen Reaktion in der Umwelt und ebenso im menschlichen Körper beteiligt.

Albert Einstein hat seinerzeit den Nobelpreis für die Erkenntnis bekommen, dass Lichtwellen Teilchenverhalten zeigen. Das bewies er über den photoelektrischen Effekt. Wenn man Metallplatten mit Licht bestrahlt, können Elektronen aus dem Metall herausgelöst werden. Trifft das Photon auf die Metallplatte, wird seine Energie auf ein Elektron übertragen. Ab einer bestimmten Wellenlänge kann das Photon so viel Energie übertragen, dass es das Elektron aus der Metallplatte herauslöst. Je energiereicher das Photon, umso mehr Energie bekommt das Elektron, und umso schneller fliegt es von der Platte weg. Versteht man den photoelektrischen Effekt, kann man sich leichter vorstellen, dass Licht an so gut wie jeder chemischen Reaktion in der Umwelt und auch im menschlichen Körper beteiligt ist.

–

Wenn man von zwei Gläsern mit derselben Blutprobe in das erste Glas einen Krankheitserreger gibt, leiten die Blutzellen im zweiten Glas ebenfalls eine Abwehrreaktion ein. Trennt man die Gläser durch eine lichtundurchlässige Barriere, reagiert das Blut im zweiten Glas nicht auf den Erreger.

Bei den Pflanzen kennt man die Photosynthese, bei der aus Licht, Wasser und Kohlendioxid Glukose und Sauerstoff entstehen. Lange glaubte man, dass nur Pflanzen aus Sonne Energie gewinnen können. Doch 2010 kam es zu einem Paradigmenwechsel, als Wissenschaftler beweisen konnten, dass es auch eine menschliche Photosynthese gibt. Genauso wie Pflanzen Chlorophyll als Lichtfänger besitzen, ist das im menschlichen Körper das Pigment Melanin. Melanin steckt in unserer Haut, in unseren Augen und in unseren Haaren. Es sorgt nicht nur für Pigmentierung, sondern kann mithilfe von UV-Frequenzen unser Wasser im Körper so aufspalten, dass Elektronen und Protonen entstehen. Die Teilung des Wassermoleküls ist auch die allererste Reaktion der Photosynthese bei Pflanzen. Unsere Hauptenergiequelle sind also Elektronen, die frei verfügbar sind und als Strom fließen. Idealerweise stammen sie aus drei Quellen: der Sonne, indirekt aus der Nahrung und aus dem Erdmagnetfeld. Letztlich geht es immer um Elektronen und Protonen für unsere Zellkraftwerke, die Mitochondrien. Der Vorgang der Aufspaltung des Wassers wurde beim Menschen in der Netzhaut entdeckt und in Analogie zum Prozess in Pflanzen als menschliche Photosynthese bezeichnet. Das verdeutlicht die große Bedeutung von Licht auf unseren Körper.

Licht ist aber nicht nur Energie. Die Quantenphysik sagt, dass Licht auch Informationsträger ist. Wenn wir uns vorstellen, dass in unseren Körperzellen Hunderttausende Reaktionen pro Sekunde zum richtigen Zeitpunkt an der richtigen Stelle gesteuert werden müssen, funktioniert das nicht über chemische Reaktionen. Dieser Informationstransport wäre viel zu langsam. Der deutsche Quantenphysiker Fritz-Albert Popp wies das experimentell nach.

PHOTOLYSE DES WASSERS

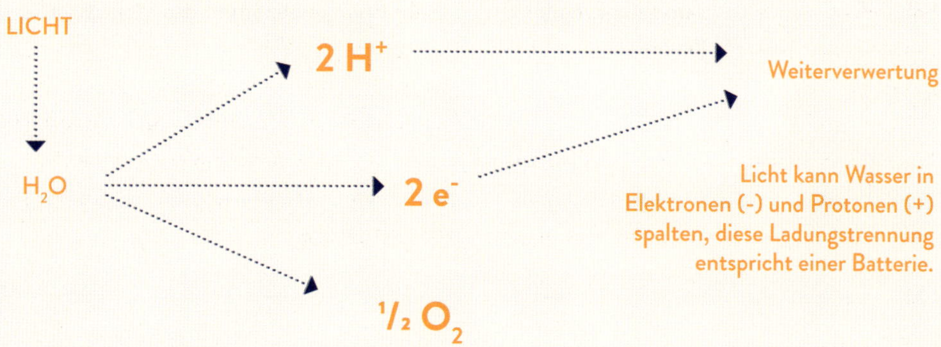

Licht kann Wasser in Elektronen (-) und Protonen (+) spalten, diese Ladungstrennung entspricht einer Batterie.

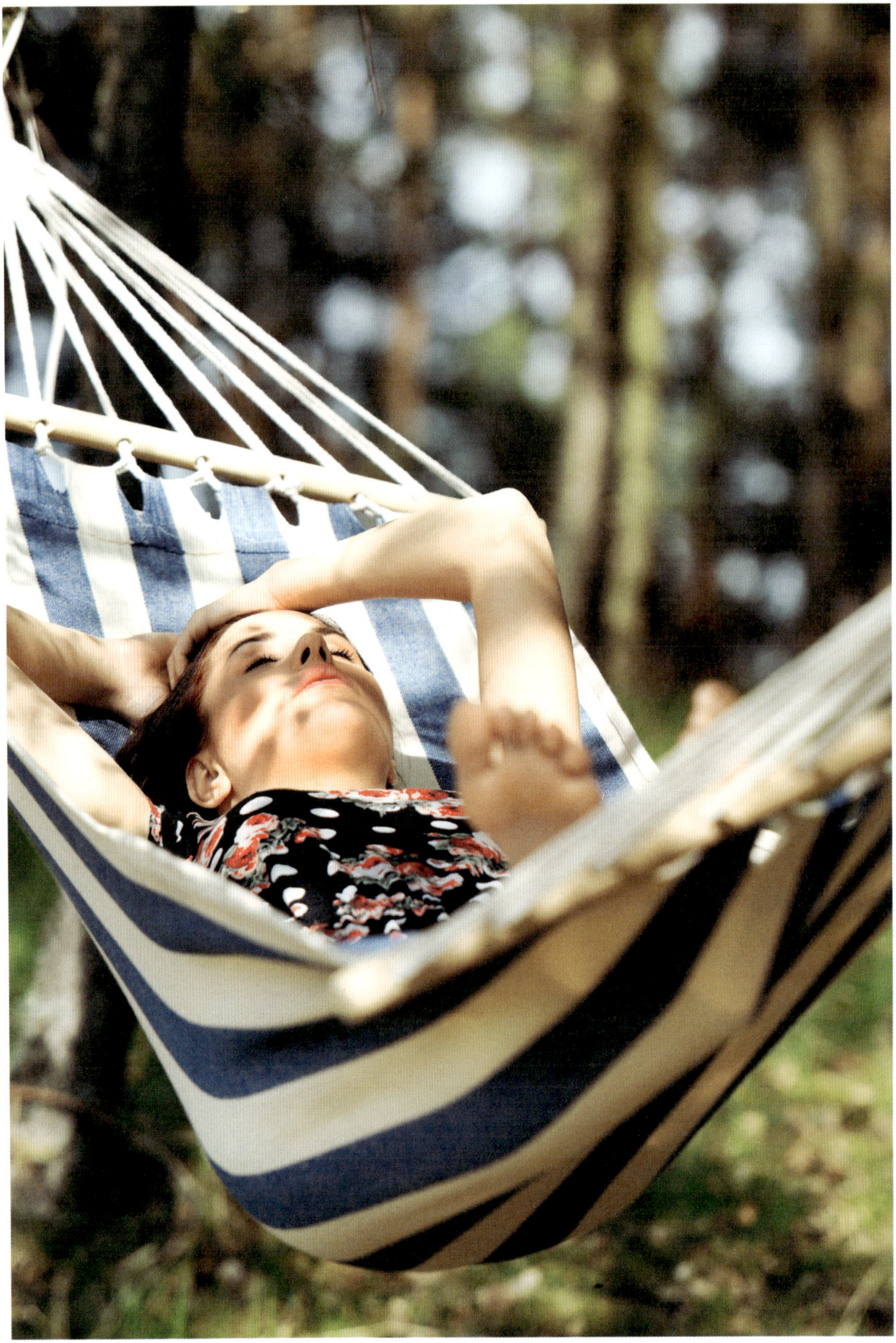

bitte durch. Zuerst braucht es einmal Cholesterin, das in der Leber chemisch zu Cholesterolsulfat umgewandelt wird. UVB dringt in die oberen Hautschichten ein, trifft dort auf das Cholesterolsulfat, und mittels Photolyse entsteht das Prävitamin D3. Unter anderem mithilfe von Körperwärme wird in weiteren Schritten daraus zuerst Vitamin D3 und dann die im Blut zirkulierende Speicherform von Vitamin D. Aus Lebensmitteln nimmt der Mensch nur sehr geringe Mengen an Vitamin D auf. In natürlicher Form kommt es in relevanten Mengen in fetten Fischen und in geringen Mengen in Butter, Eiern und Milchprodukten vor. Über die Nahrung wird allerdings direkt das Vitamin D3 aufgenommen, das über den Dünndarm gemeinsam mit Fetten in die Blutbahn und von dort in die Leber gelangt, wo es wiederum zur Speicherform umgewandelt wird.

Das Superhormon Vitamin D ist nicht nur für Immunsystem und Knochenstoffwechsel wichtig, sondern für das reibungslose Funktionieren fast aller Zellen und Organe.

Warum ist der Herstellungsprozess so wichtig? Der große Unterschied in der Herstellung von Vitamin D, das aus der Sonne produziert wird, und jenem, das aus der Nahrung aufgenommen wird, ist das Cholesterolsulfat. Vitamin D aus der Sonne ist sulfatiertes Vitamin D, und das wirkt im Körper anders als oral aufgenommenes nicht sulfatiertes Vitamin D, obwohl die chemische Formel des Endproduktes ident ist. Deshalb ist durch die Sonne gebildetes Vitamin D durch oral eingenommenes schlecht zu ersetzen.

Sonnenlicht gibt uns über die Photonen Signal und Energie. Pillen haben hingegen keine photonische Kraft, um Elektronen in unserem Gewebe anzuregen, sie geben nur ein chemisches Signal. Sie fragen sich jetzt sicher, ob es gar keinen Sinn ergibt, Vitamin D als Nahrungsergänzung zu nehmen. Doch, das Immunsystem wird auch durch nicht sulfatiertes Vitamin D unterstützt, was besonders in der dunklen Jahreszeit wichtig ist. Sie werden bei der Lektüre des Buches noch mehrfach auf Vitamin D stoßen, denn es ist ein wahres Superhormon: Es ist nicht nur für das Immunsystem und den Knochenstoffwechsel wichtig, sondern für das reibungslose Funktionieren fast aller Zellen und Organe. Insgesamt fanden Forscher 2776 Bindungsstellen des Vitamin-D-Rezeptors im Bereich von 229 Genen. Also ab in die Sonne!

Damit es zu einer Vitamin-D-Synthese kommt, braucht es UVB. Die Strahlungsintensität von UV wird mit dem UV-Index beschrieben. Der UV-Index ist ein von der WHO international normiertes Maß für die solare Bestrahlungsstärke. Vitamin-D-Synthese funktioniert ab einem UV-Index der Stärke 3. Sonnenschutzmittel verhindern übrigens die Bildung von Vitamin D. Schon ab einem Schutzfaktor 8 werden 90 Prozent des UVB-Lichts abgeschirmt, und der Vitamin-D-Gehalt bleibt niedrig. Die Kosmetikindustrie hat vielfach sogar in Tagescremen und Make-up einen Sonnenschutzfaktor integriert. Oft ist das Gesicht aber das einzige Körperteil, das nicht von Kleidung bedeckt ist. Kein Wunder, dass die Mehrzahl der Menschen einen Vitamin-D-Mangel aufweist.

Sonnenbaden hat ein schlechtes Image bekommen. Es beschleunigt die Hautalterung und hat den Ruf, krebserregend zu sein. Das liegt an unseren geänderten Lebensumständen. Während früher die Menschen mehr im Einklang mit den Rhythmen der Natur lebten, verbringen wir heute die meiste Zeit in geschlossenen Räumen. Im Urlaub setzen wir dann unsere Haut ohne Eingewöhnungsphase der prallen Sonne aus. Das kann nur schiefgehen. Auch wenn Sie einen Sonnenbrand unbedingt vermeiden sollten – Sonne ist für uns lebensnotwendig, und wir sollten sie daher regelmäßig an unsere Haut lassen. Fangen Sie am besten damit an, sobald wieder UVB im Licht ist. In Österreich ist das ab März der Fall. So gewöhnt sich die Haut an die Sonne, bildet rechtzeitig eine Sommerhaut und ist dadurch besser geschützt. Wie so oft macht die Dosis das Gift. Ganz nebenbei senkt Sonnenbaden durch die vermehrte Vitamin-D-Bildung sowohl den Cholesterin- als auch den Cortisolspiegel. Bei hohen Östrogenwerten, einer sogenannten Östrogendominanz, bewahrt die Sonne in der lichtreichen Jahreszeit ebenfalls vor einem ungesunden „Zuviel". Das kann aber kontraproduktiv sein. Denn auch künstlich zugeführte Hormonpräparate wie zum Beispiel hormonelle Kontrazeptiva werden vermehrt abgebaut. Eine Reihe von Medikamenten kann dafür sorgen, dass der Vitamin-D-Speicher rasch abnimmt, dazu zählen etwa Magensäureblocker.

SONNENTANKEN UND MEDIKAMENTE

–

Achtung: Einige Medikamente, darunter Antibiotika oder Antidepressiva, schwächen unsere natürlichen Lichtschutzfunktionen. Schauen Sie daher immer auf die Hinweise im Beipacktext!

Dminder – die Vitamin-D-App
Laden Sie sich die kostenlose „Dminder"-App herunter. Sie wurde von dem Vitamin-D-Forscher und Endokrinologen Michael F. Holick entwickelt und sagt Ihnen mittels Standortbestimmung und Uhrzeit überall auf der Welt, wie hoch gerade der UV-Index ist und ob und wie lange Vitamin D produziert werden kann. Sie schätzt auch, wie hoch der Vitamin-D-Gehalt im Blut ist, und gibt anhand des Hauttyps, Ihres Alters und der Körperoberfläche Empfehlungen zur sicheren Sonnenbestrahlung. Nach der Standortbestimmung funktioniert die App auch im Offlinemodus.

Hauttyp	Ethnische Gruppe	Haarfarbe	Augenfarbe	Hautfarbe	Bräunung
Typ 1	keltischer Typus	rothaarig	blau, grau, grün	sehr hell, Sommersprossen	keine; sehr hohe Sonnenbrandgefahr
Typ 2	nordeuropäischer Typus	rot, blond, Kupfer	blau, grau, grün, haselnussbraun	hell	bräunt wenig, hohe Sonnenbrandgefahr
Typ 3	mitteleuropäischer Typus	dunkelblond bis kastanienbraun	blau, grau, grün, haselnussbraun, braun	hellbraun	langsame Bräunung, geringe Sonnenbrandgefahr
Typ 4	mediterraner, ostasiatischer Typus	braun bis dunkelbraun	haselnussbraun, braun	olivfarben	rasche Bräunung
Typ 5	afrikanischer, südostasiatischer, lateinamerikanischer Typus	dunkelbraun	braun	dunkelbraun	bräunt sehr leicht nach
Typ 6	afrikanischer Typus, Aborigines	schwarz	braun	blauschwarz	niemals Sonnenbrand

Astaxanthin

Wenn Sie Ihre Haut unterstützen wollen, versorgen Sie sich mit Astaxanthin, beispielsweise aus Lachs oder Garnelen. Es gehört zu den Karotinoiden, gibt Lachs und Garnelen ihre rosa-orange Farbe und hilft, die Haut zu schützen.

UVA-STRAHLEN – DIE HORMONBOOSTER

UVA-Strahlen sind für unseren Urlaubsteint verantwortlich, indem sie die Melaninproduktion anwerfen. Doch das ist nur eine von vielen Funktionen, die UVA auslöst. UVA ist vor allem ein Hormonbooster: Es ist beispielsweise für die Produktion von Dopamin, Serotonin und Melatonin verantwortlich.

Wenn die Sonne aufgeht, kommt zuerst das sichtbare Licht mit einem stärker werdenden Anteil an Blaulicht, dann das UVA, später und abhängig von der Saison das UVB. Wenn Sie in der Früh wissen wollen, ob es schon UVA gibt, checken Sie die Dminder-App. Ab einem UV-Index von 1 profitieren Sie bereits von den UVA-Strahlen und können Ihre Hormone ankurbeln.

UNTERSCHIEDLICHE LICHTFREQUENZEN IM TAGESVERLAUF

VIS: Sichtbares Licht
IR: Infrarotlicht
UVA: Ultraviolettstrahlung mit einer Wellenlänge zwischen 320 und 400 Nanometern
UVB: Ultraviolettstrahlung mit einer Wellenlänge zwischen 280 und 320 Nanometern

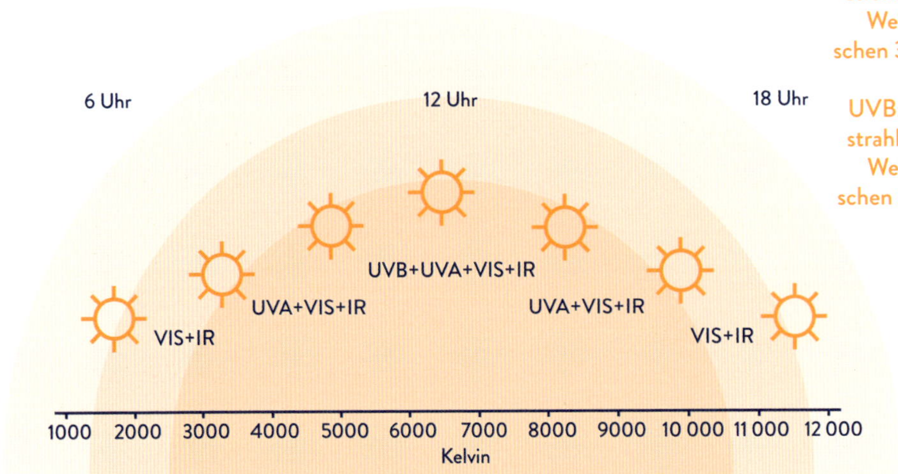

Unterschiedliche Lichtfrequenzen im Tagesverlauf

LICHTABHÄNGIGE HORMONE

UVA steuert das Meisterhormon des Tages, das Dopamin. UVA bewirkt, dass zuerst in den Augen und später im Gehirn Dopamin gebildet wird. Dieses ist für Motivation und kognitive Fähigkeiten zuständig, für die Konzentration, das Lernen und das Entscheiden. Wenn wir Dopamin nicht über das Licht und damit auf natürliche Art und Weise aufbauen können, sucht sich der Körper andere Möglichkeiten, um Dopamin zu bekommen, und zwar über das Belohnungssystem. Wenn man Erfolg hat oder eine Handlung vollzieht, von der man weiß, dass sie einem guttut, schüttet das Gehirn ebenfalls einen Schwall Dopamin aus. Dann benötigen wir Kaffee oder Süßigkeiten oder entwickeln im schlechtesten Fall eine Sucht. Alle Süchte, von Alkohol über Tabak und Drogen bis hin zu sozialen Medien oder Spielsucht, greifen in das Dopaminsystem ein. In Wahrheit ist Dopaminmangel ein chronischer Lichtmangel.

Süchte, von Alkohol über Tabak und Drogen bis zu sozialen Medien und Spielsucht, greifen ins Dopaminsystem ein. In Wahrheit ist Dopaminmangel chronischer Lichtmangel.

Auch Serotonin, das gerne als Wohlfühlhormon bezeichnet wird, ist lichtabhängig. Es ist ein wichtiger Botenstoff des Körpers, der unter anderem bei der Übertragung von Signalen im Gehirn eine wichtige Rolle spielt.

Serotonin wirkt stimmungsaufhellend und dämpft Stressreaktionen des Körpers. Wird zu wenig Serotonin produziert, setzt sich ein Schneeballeffekt in Gang. Denn aus Serotonin wird am Abend Melatonin gebildet. Fehlt aber dem Gehirn Serotonin, schlafen wir schlecht. Somit fängt guter Schlaf schon am Morgen an.

Das Meisterhormon der Nacht ist das Melatonin. Es entsteht bei Dunkelheit hauptsächlich in der Zirbeldrüse mit Sitz im Gehirn. Tagsüber stellt unser Körper kaum Melatonin her. In der Nacht erhöht sich die Produktion auf das Achtfache, womit der Körper auf Nachtbetrieb geschaltet wird: eine wichtige Phase, die es ihm ermöglicht, sich zu regenerieren.

Problematisch ist, dass Licht – und zwar vor allem Blaulicht – die Melatonin-Produktion sofort stoppt. Dafür genügt schon die Uhr auf dem Wecker, ganz zu schweigen vom blauen Licht des Handys oder Fernsehers. Sogar eine Straßenbeleuchtung, die durch das Fenster scheint, kann unsere wichtige Regenerationsphase unterbrechen. Das führt längerfristig zu Problemen, denn Melatonin sorgt nicht nur für erholsamen Schlaf, sondern schützt uns auch vor Zellschädigung.

Damit Serotonin gebildet wird, braucht es ausreichend starkes Licht von mehr als 10 000 Lux. Um sich besser vorstellen zu können, wie viel 10 000 Lux sind, hier einige Beispiele: Im Sommer, wenn es sehr sonnig ist, sind das etwa 100 000 Lux, bei bewölktem Himmel sind es 20 000 Lux. Im Winter, bei trübem Wetter, bekommen wir nur noch 3000 Lux ab, aber sogar in der Dämmerung beträgt die Lichtstärke immer noch 750 Lux und damit mehr als eine Bürobeleuchtung, die im Schnitt 500 Lux hat. Sogar die Beleuchtung in einem TV-Studio schafft es nicht über 1000 Lux.

Mit dem korrekten Lichtsignal in den Tag starten

Um die biologische Uhr richtig einstellen zu können, benötigt der Mensch natürliches Licht mit seinem gesamten Spektrum. Problematisch ist, dass UVA und UVB von jeglicher Glasscheibe fast zu 100 Prozent blockiert wird. Wenn wir drinnen sitzen und ein sonniges Büro haben, nützt uns das aus biologischer Sicht gar nichts. Auch Sonnenbrillen, optische Brillen und Kontaktlinsen blockieren wichtige Signale, die in erster Linie über das Auge gehen. Gehen Sie daher morgens ohne Brille oder Kontaktlinsen als Erstes ans Licht – noch bevor Sie aufs Handy schauen. Idealerweise versäumen Sie kein Morgenlicht. Gehen Sie ins Freie oder stellen Sie sich zumindest zum offenen Fenster, um den Tag mit dem korrekten Lichtsignal zu starten. Je mehr Zeit Sie im Freien verbringen können, desto besser. Aber schon ein Zeitfenster von zwischen zehn Minuten und einer halben Stunde genügt, um die biologische Uhr richtig einzustellen.

POSITIVE BIOLOGISCHE EFFEKTE VON UV-STRAHLUNG IM SONNENSPEKTRUM

* UVB setzt auf unserer Haut Elektronen frei – dadurch haben wir mehr Energie
* UVB aktiviert die Vitamin-D-Synthese in der Haut und verbessert den Schutz vor Krebs
* UV erhöht die Produktion von Dopamin und Serotonin (Bedrosian and Nelson, 2017)
* UVB verbessert die Mitochondrienfunktion
* UVA fördert die morgendliche Hormonausschüttung und verbessert die Fertilität
* UV senkt den Blutdruck
* UV reguliert die Cortisolausschüttung
* UV senkt erhöhte Blutfettwerte
* UVB+UVA verbessern Hautkrankheiten wie Psoriasis
* UVA mindert oder verhütet Kurzsichtigkeit (vor allem wichtig bei Kindern in der Entwicklung) durch die Freisetzung von Dopamin im Auge

INFRAROT – DER BALSAM DES LICHTS

Infrarotlicht (IR-Licht) ist der „Balsam" der Lichtfrequenzen und während des gesamten Tages vorhanden. Im Gegensatz zu UV-Licht kann Infrarot tief ins Gewebe eindringen – und schafft es auch durch unsere Kleidung. Wir können Infrarot zwar nicht sehen, aber wir nehmen es als angenehme Wärme wahr. Weil Wasser die Frequenzen des Infrarots besonders gut absorbiert, kann auch unser im Körper gespeichertes Wasser und unser Blut Infrarot gut aufnehmen. Das ist wichtig, weil es unsere Zellen ebenfalls mit Energie beliefert. Unsere „Kraftwerke", die Mitochondrien, produzieren Körperwasser. Wenn Infrarot auf unser Körperwasser trifft, ändert dieses seinen Aggregatzustand, und es wird dadurch gleichsam zur Batterie. Diesen vierten Aggregatzustand des Wassers kann man sich gelartig vorstellen. Veröffentlicht wurde dies von dem amerikanischen Wissenschaftler Gerald Pollack 2009. Wasser im vierten Aggregatzustand hat eine negative Ladung. Wie eine Batterie kann es Energie speichern und bei Bedarf abgeben. Die Energie, um diese Wasserstruktur herzustellen, kommt letztlich von der Sonne. Die umgebende Infrarot-

Sehen können wir Infrarot nicht, aber wir nehmen es als angenehme Wärme wahr.

strahlung ist ausreichend, um den Zustand aufrechtzuerhalten, zusätzliches UV-Licht verstärkt den Ladungszustand der Batterie. Wer tiefer in die Geheimnisse des Wassers vordringen möchte, dem sei das Buch von Pollack empfohlen: „Wasser. Viel mehr als H_2O. Bahnbrechende Entdeckung: Das bisher unbekannte Potenzial unseres Lebenselements".

Damit unsere Mitochondrien überhaupt Energie produzieren können, benötigen sie also Infrarot, und das gibt es das gesamte Jahr über. Somit können Sie sich auch in den Monaten, in denen es kein UVB in unseren Breitengraden gibt, mit Energie versorgen. Es ist zwar eine milde Energie, die uns nicht denselben Energiekick gibt wie UVB, aber dennoch ist sie von fundamentaler Bedeutung für den Körper. Übrigens freuen sich auch unsere Darmbakterien über IR-Licht, weil dieses ihre Funktion optimiert.

Aufgrund seiner milden Energie wirkt IR-Licht auch wie ein Balsam. Es bereitet die Haut auf die UVB-Strahlung vor und wirkt nach der Sonnenbestrahlung beruhigend und heilend. Es regeneriert auch die Photorezeptoren im Auge. Deshalb ist es nur logisch, dass UV-Licht immer mit IR-Licht gekoppelt ist. Chronische Entzündungen, die mit einer zellulären Beschleunigung gleichzusetzen sind, können durch IR-Bestrahlung verringert werden, indem der Prozess eingebremst wird. Vor diesem Hintergrund werden die Lichtfrequenzen des infrarotnahen Rotlichts (600 bis 780 nm) therapeutisch vielfältig eingesetzt: von der Sauna bis zur Tumortherapie. So kann beispielsweise der Vagusnerv, der Nerv der Regeneration und Reparatur, der auch eine große Rolle in der Entzündungshemmung spielt, mit infrarotnahem Rotlicht bei 660 nm stimuliert werden.

POSITIVE BIOLOGISCHE EFFEKTE VON INFRAROTNAHEM ROTLICHT UND INFRAROT A

* Optimierung der Funktion der Mitochondrien
* Verbesserung der Durchblutung und Sauerstoffversorgung
* Blutdrucksenkung
* Stärkung der Immunabwehr
* Verbesserung der Regeneration und Reparatur
* Wirkung gegen chronische Entzündungen
* Verbesserung der Vagusnervfunktion
* Wirkung als Schadensbegrenzer bei hoher isolierter Blaulichtexposition

JETZT WILL ICH ES ABER GENAU WISSEN

Das Wundermittel DHA

Je mehr DHA Sie in Ihre Zellmembranen eingebaut haben, umso schneller können Elektronen – und damit Energie – fließen.

Wieso benötigt das Gehirn für den Energietransport ausgerechnet DHA? Weil es dabei hilft, Energie in elektrischen Strom umzuwandeln. DHA ist die längste Fettsäure mit den meisten Doppelbindungen. Das macht DHA in der Natur einzigartig. Denn dank der vielen Doppelbindungen ist es besonders beweglich und kann sich verwinden und zusammenziehen. Da sich über jeder Doppelbindung Elektronen befinden, bildet sich durch das Zusammenziehen und Aufrollen eine Art Elektronenwolke. Trifft Licht in Form von Photonen auf unser Auge – die Netzhaut hat die höchste Konzentration an DHA – oder unsere Haut, können gewisse Lichtfrequenzen die Elektronen in der Zellmembran stimulieren. Das höhere energetische Niveau der Elektronen gibt diesen dann die Möglichkeit, in nahe gelegene Zellen zu „tunneln“. Der leere Platz wird dabei durch ein anderes Elektron sofort nachbesetzt. So entsteht ein kontinuierlicher Elektronenfluss. Je mehr DHA Sie in Ihre Zellmembranen eingebaut haben, umso schneller ist der Elektronenfluss.

An dieser Stelle müssen wir kurz in die Quantenphysik eintauchen, denn diese Vorgänge lassen sich biochemisch nicht erklären. Sie haben zuerst schon richtig gelesen, Elektronen überwinden die Zellmembran mithilfe des Tunneleffekts. Wir erinnern uns: Licht ist elektromagnetische Energie, die sich wie Teilchen oder Wellen verhalten kann. Deshalb klappt das auch mit dem Tunneln. Stellen Sie sich das vor wie bei einer Schallwelle: Wenn Ihr Nachbar heiße Beats auflegt, während Sie schlafen wollen, werden Sie merken, wie gut die Schallwelle zu Ihnen durch die Mauer dringt. Je näher Sie sind, desto lauter hören Sie die Musik, je weiter weg Sie sind, desto leiser ist sie. Das funktioniert mit dem Elektronentransport genauso. Damit der Transport gut funktioniert, müssen die Strukturen nahe beisammen sein. Dafür ist DHA am besten geeignet.

NAHRUNG IST KONDENSIERTES LICHT

Hätten Sie gedacht, dass in einem saftigen Steak eigentlich Elektrizität und Frequenzen aus Licht sind? Tatsächlich gäbe es ohne Licht keine Nahrung. Nahrung entsteht und besteht aus Licht und liefert uns so Energie in Form von Protonen und Elektronen. Pflanzen nutzen das Licht der Sonne, um Sauerstoff und Glukose zu produzieren und damit zu wachsen. Sie enthalten neben Mineralien und Vitaminen vor allem Zucker – und jene, die ölhaltige Samen produzieren, auch ungesättigte Fette. Außerdem enthalten Pflanzen Polyphenole. Das sind Substanzen, die das Immunsystem der Pflanze produziert, um sich vor Fressfeinden zu schützen. Das kann sich bei uns Menschen positiv auswirken, etwa entzündungshemmend oder immunstimulierend. Es kann aber auch negative Wirkungen haben, wie beispielsweise Lektin, das von Getreide produziert wird und den Darm schädigen und zu Unverträglichkeiten führen kann. Den Energiegehalt der Pflanzen könnte man als „Basiscode“ bezeichnen.

Fette und Eiweiß haben eine höhere Energieausbeute als pflanzlicher Einfachzucker. Die höchste Energieausbeute für uns Menschen haben Fisch und Meeresfrüchte.

Wenn Tiere Pflanzen fressen, nutzen sie diese Energie, um komplexere Eiweiße aufzubauen. Die natürlichen Feinde, also auch wir Menschen, nehmen diese aufgewertete Form von Lichtenergie zu uns. Fette und Eiweiß haben eine höhere Energieausbeute, sprich mehr Elektronen, als pflanzlicher Einfachzucker. Die höchste Ausbeute für uns Menschen hat Seafood, also Fisch und Meeresfrüchte. Eigentlich ist der Mensch von Seafood abhängig. Ohne Seafood, das hochwertige Omega-3-Fettsäuren und hier insbesondere DHA enthält, hätte sich das menschliche Gehirn nicht zu seiner heutigen Größe und Komplexität entwickeln können.

FISCH MACHT SCHLAU

Blaue Zonen – davon haben Sie sicher schon einmal gehört. Das sind jene Regionen auf der Welt, wo die Menschen überdurchschnittlich alt werden. Innerhalb dieser Zonen findet man die sogenannten Supercentenarians, die ältesten unter den Langlebigen, in Japan, und zwar auf der Insel Okinawa. Das führen Wissenschaftler auf die hervorragende Versorgung mit der Omega-3-Fettsäure DHA und Jod zurück. Denn das traditionelle Frühstück auf Okinawa ist eine Fischsuppe, die aus vielen verschiedenen Fischen, Meeresalgen und frischem Gemüse gekocht wird. Grundsätzlich ist die traditionelle japanische Küche sehr gesund. Japaner essen viel Fisch und kaum Getreide, zumindest keinen Weizen. Übrigens befinden sich auch die anderen blauen Zonen am Meer.

Unser Gehirn ist ein enormer Energiefresser. Gut 20 Prozent der benötigten Gesamtenergie verbraucht das Gehirn, und zwar Tag und Nacht. Hier kommt Omega-3-DHA ins Spiel, das neben zahlreichen Stoffwechselfunktionen vor allem mit der Energieübertragung und -verwertung zu tun hat. Evolutionswissenschaftler und Paläontologen sind der Frage nachgegangen, welche unserer Ahnenlinien ausstarben und welche zum heutigen Homo sapiens führten. Es zeigte sich, dass für die Entwicklung vor allem das marine Nahrungsnetz eine entscheidende Rolle spielte, denn es hat unsere Vorfahren mit DHA versorgt. Ohne DHA hätte sich das menschliche Gehirn nie zu der Hochleistungsmaschine entwickelt, die sie heute ist. Und DHA hat sich seit 600 Millionen Jahren nicht verändert. Die Evolution hat über die vielen Millionen von Jahren an diesem Molekül nicht mehr herumgeschliffen, weil es perfekt ist.

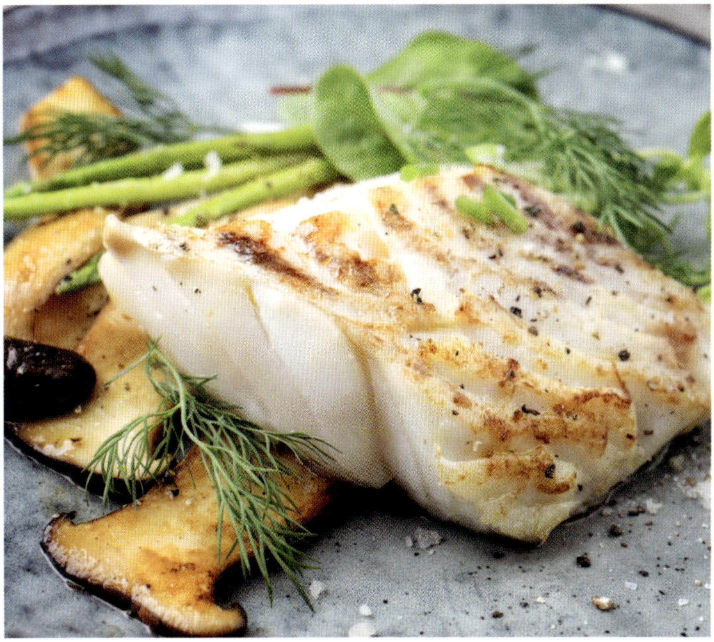

←
Dass Menschen in manchen Regionen sehr alt werden, hängt mit ihrer Ernährung zusammen. Den hohen Altersschnitt in Japan führen Wissenschaftler auf die hervorragende Versorgung mit der Omega-3-Fettsäure DHA und Jod durch Seafood zurück.

GUT GEÖLT?

Gut gegen böse. Wenn es um Ernährung geht, werden schnell Schuldige gefunden. So haben wir gelernt, dass die Omega-3-Fettsäure der Superheld ist, während die Omega-6-Fettsäure aufgrund ihrer entzündungsfördernden Eigenschaft die Rolle des Bad Guy hat. Doch in der Natur ist nichts so simpel. Wäre Omega 6 ausschließlich böse, würde es kaum Sinn ergeben, dass der Körper bei Bedarf die Fettsäure sogar selbst herstellen kann. Das tut er beispielsweise bei einer blutenden Wunde, damit das Blut gerinnt. Denn für die Wundheilung benötigen wir einen entzündlichen Prozess zur Heilung.

Bei den Fettsäuren dreht sich alles um die richtige Balance. Durch unseren modernen Lebensstil mit Massentierhaltung, Fertigkost und vielen Kohlenhydraten hat sich das Fettsäureverhältnis von Omega 6 zu Omega 3 in die falsche Richtung verschoben. Zusätzlich verstärken Entzündungsreaktionen im Körper, die unter anderem durch Zuckerkonsum ausgelöst werden, das ungünstige Verhältnis. So können im Körper chronische Minimalentzündungen entstehen, die uns viel Energie kosten.

In der Steinzeit war das Verhältnis von Omega 6 zu Omega 3 noch ausgeglichen bei 1 : 1, bei den gesunden Japanern liegt es bei 4 : 1 und in den westlichen Ländern zwischen 8 : 1 und 30 : 1. Ziel wäre 2 : 1 bis 6 : 1. Das Verhältnis lässt sich durch einen simplen Bluttest messen. Stimmt die Balance nicht, ist es Zeit für einen Ölwechsel!

Sind wir gut mit Omega-3-Fettsäuren – und hier vor allem mit DHA – versorgt, läuft unser Hochleistungsmotor Gehirn im wahrsten Sinne des Wortes wie geschmiert. Denn DHA verbessert die Beweglichkeit und Durchlässigkeit der Zellmembran, was sich positiv auf den Energietransport der Zelle auswirkt. Besonders hohe Konzentrationen von DHA findet man im Gehirn, in den Membranen der Nervenzellen und in der Netzhaut des Auges. Ohne DHA wird aus dem Hochleistungsorgan Gehirn ein stark gedrosselter Motor.

Sind wir gut mit Omega-3-Fettsäuren – und hier vor allem mit DHA – versorgt, läuft unser Hochleistungsmotor Gehirn im wahrsten Sinne des Wortes wie geschmiert.

Damit sich DHA voll entfalten kann und damit es vor allem unbeschadet den Weg bis ins Gehirn schafft, benötigen wir auch Spurenelemente wie Jod, Selen, Zink und Kupfer. Sie fungieren als „Bodyguards“, um das verletzliche DHA ins Gehirn zu bringen. Sobald es

OMEGA-3-FETTSÄUREN
... machen uns energieeffizient
... haben enorme Bedeutung für Gehirn, Herz und Sehfunktion
... wirken entzündungshemmend

dort in den Neuronen und der Zellmembran eingebaut ist, wird es zum Supermolekül. Deshalb ist Seafood als Lieferant für DHA unersetzlich, denn es liefert das Gesamtpaket: DHA plus die Bodyguards Jod, Selen und Zink. Jodine haben in unserer heutigen Zeit noch eine zweite wichtige Aufgabe: Sie unterstützen den Entgiftungsprozess.

FISCH IST NICHT GLEICH FISCH

Jetzt müssen wir nur noch den richtigen Fisch essen. Doch Fisch ist nicht gleich Fisch. Besonders gute DHA-Quellen sind fette Fische aus kaltem Wasser wie Hering, Makrele, Lachs und Sardinen. Aufgrund der Verunreinigung der Meere sollte der Schwermetallgehalt beachtet werden. In dieser Hinsicht sind Heringe, Sardinen und Makrelen besser, da sie in der Nahrungskette weiter unten stehen als beispielsweise Lachs. Am stärksten verunreinigt sind große Fische wie Thunfisch und Butterfisch. Interessant ist, dass die Natur sogar für die Verunreinigung eine Lösung parat hält: Es hat sich wissenschaftlich gezeigt, dass fette Fische, die über viel DHA sowie EPA samt allen Zusatzstoffen verfügen, den menschlichen Körper bei der Ausscheidung von Quecksilber unterstützen.

Fisch ist leider nicht jedermanns Sache. So mancher Fleischtiger rümpft bei Fisch die Nase, und Veganer verzichten gänzlich auf tierische Produkte. Außerdem leben wir in Österreich fern des Meeres. Und Meeresfische liefern schlicht die beste Ausbeute an DHA. Besonders im Herbst und Winter ist eine gute DHA-Versorgung wichtig, weil wir weniger Energie über die UVB-Strahlung bekommen. Daher müssen wir energieeffizienter werden, und dabei hilft uns DHA. Eine Nahrungsergänzung ist also naheliegend. Doch die Natur lässt sich nur schwer in Kapseln verpacken. Am besten ist immer das Original. Also – was tun? Vor allem Veganer machen sich gerne für Pflanzenöle und hier insbesondere Leinöl stark. Tatsächlich enthält es viel Omega-3-Alpha-Linolensäure. Diese pflanzliche Omega-3-Fettsäure kann unser Körper jedoch nur sehr eingeschränkt – bei Erwachsenen maximal vier bis zehn Prozent – in die Omega-3-Fettsäuren EPA und DHA umwandeln. Doch auch bei Mischkosternährung nehmen wir meist

Auf der Website der AGES können Sie sich über die Quecksilberbelastung von Fischen informieren: https://www.ages.at/themen/rueckstaende-kontaminanten/quecksilber/quecksilber-in-fisch/aufnahmemengen/

keine ausreichenden Mengen an Fisch zu uns. Also doch Nahrungsergänzungsmittel? Ja, aber die richtigen. Fischölkapseln werden inzwischen in jedem Supermarkt verkauft. Doch fast immer wird der enthaltene Omega-3-Anteil durch oxidative Prozesse bei der Herstellung zerstört und ist somit wirkungslos. Die einzige funktionierende Alternative zum echten Fisch ist natürliches Fischöl. Aber auch hier gibt es qualitative Unterschiede. Achten Sie bei der Auswahl darauf, dass das Fischöl aus möglichst vielen Fettsäuren und einem hohen Prozentsatz an Omega 3 besteht, um einen ähnlichen Effekt zu erzielen wie beim Konsum von Fisch. Wichtig ist außerdem, dass die Flasche dunkel ist, um das Öl vor Licht zu schützen, und dass sie nach dem Öffnen im Kühlschrank aufbewahrt wird.

Die einzige Alternative zu echtem Fisch ist natürliches Fischöl. Achten Sie darauf, dass das Fischöl aus möglichst vielen Fettsäuren und einem hohen Prozentsatz an Omega 3 besteht.

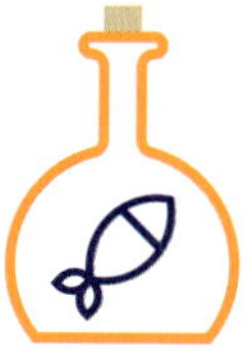

ALLES IST INFORMATION

„Man bekommt ja keinen Hamburger, wenn man Rindfleisch, Brot, Gurke und Ketchup in die Küchenmaschine gibt und gründlich vermengt … Es kommt nicht nur auf die Zutaten an, aus denen etwas zusammengesetzt ist, sondern auch auf die Information, wie die Zutaten anzuordnen sind“, schreibt der bekannte Quantenphysiker Anton Zeilinger in seinem Buch „Einsteins Spuk“. Damit erklärt er auf amüsante Weise, dass unser gesamtes materielles Universum auf Information basiert.

Wenn alles im Universum auf Information basiert, dann ist es nur logisch, dass Nahrung nicht nur Energie liefert, sondern auch Information für unsere Zellen. Mit diesem Thema haben sich schon mehrere Physiker auseinandergesetzt. Schon der Nobelpreisträger Erwin Schrödinger erkannte, dass Nahrung als Informationsvermittler und Ordnungsgeber für den Körper dient. Er sagte zum Thema Ernährung: „Der Mensch ist kein Auto. Wir tanken nicht irgendwelchen Kraftstoff, sondern Ordnung.“ Indem wir Lebensmittel zu uns nehmen, überträgt sich diese Ordnung auf unseren Körper. Denn das Universum hat eine Tendenz zur Unordnung. Auch hierfür hat Anton Zeilinger einen einprägsamen Vergleich: Das Phänomen ähnle einem Schreibtisch, den man gelegentlich aufräumt. Ohne Ordnung zu machen, breitet sich „das Zeug nach einiger Zeit wieder über den ganzen Schreibtisch aus“, erklärt er. Es bedarf einer Anstrengung, die

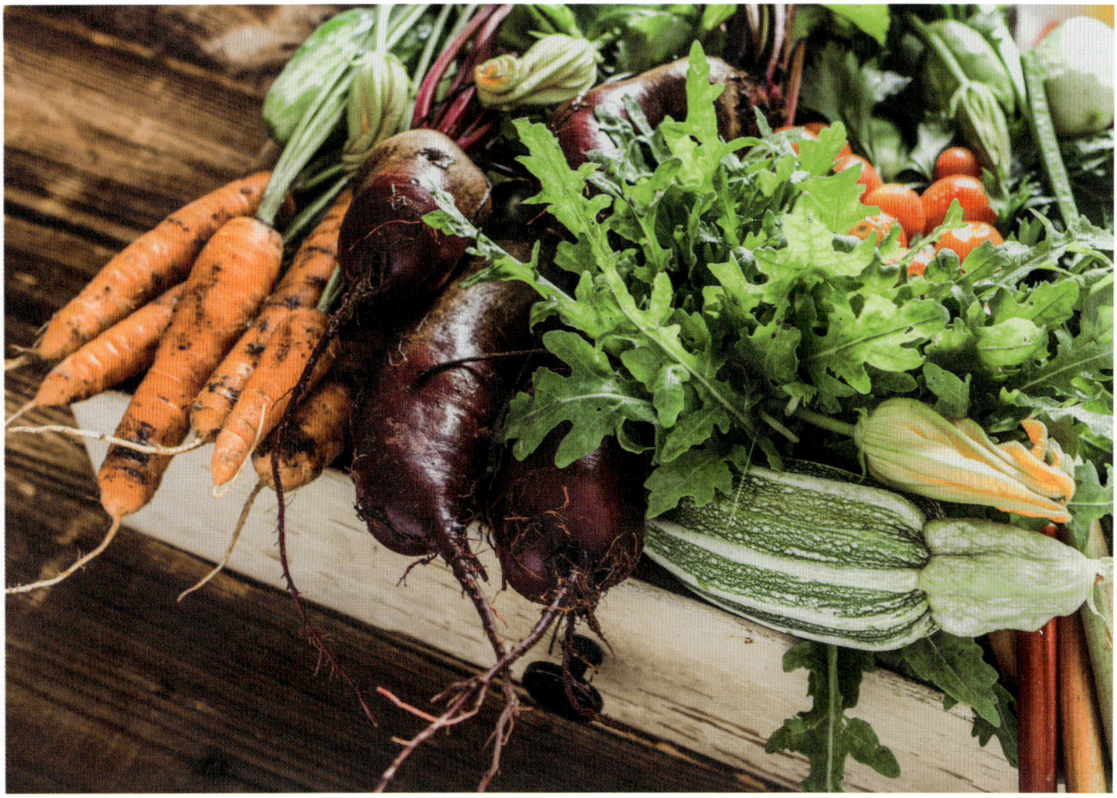

↑ Frische Lebensmittel verfügen über eine hohe Speicherfähigkeit von Licht und sind deshalb von besonders hoher Qualität.

Dinge wieder an ihren Platz zu bringen. Auch in unserem Körper gibt es die Tendenz zur Unordnung. Gute Lebensmittel mit einem hohen Ordnungszustand helfen unserem Körper aufzuräumen. Das funktioniert aber nur, wenn die Qualität der Lebensmittel passt und sie genügend Licht und damit Energie gespeichert haben. Denn die Kommunikation funktioniert ja über Licht.

Das klingt Ihnen jetzt zu esoterisch? Ist es aber nicht. Im Gegenteil, es ist knallharte Physik und konnte in Experimenten bewiesen werden. Der Quanten- und Biophysiker Fritz-Albert Popp hat sich damit beschäftigt. Er wies nach, dass jede tierische und jede pflanzliche Zelle Licht aussendet. Diese Biophotonen kann man messen. Je mehr Biophotonen vorhanden sind, desto größer ist die Speicherfähigkeit des Lichts in der Zelle. So hat Popp eine Methode gefunden, wie man über Biophotonen, also über die Speicherfähigkeit von Licht in Nahrungsmitteln, deren Qualität bestimmen kann. In Experimenten zeigte er auf, dass frische Nahrungsmittel deutlich mehr Biophotonen enthalten als andere. Tomaten etwa büßen beim Verfaulen immer mehr an Lichtspeicherfähigkeit ein, obwohl die Inhaltsstoffe unverändert bleiben. Wer tiefer in die Materie eintauchen will, dem sei Popps Buch „Die Botschaft der Nahrung. Unsere Lebensmittel in neuer Sicht“ (2011) empfohlen.

Natürliches Tageslicht hat eine andere Qualität und energetische Wirkung als Kunstlicht. Stellen Sie sich also die Frage, wie es um die Qualität von Obst und Gemüse bestellt ist, das unter Kunstlicht gezogen wird – oder im Glashaus. Dasselbe gilt für tierische Lebensmittel. So hat Popp die Biophotonenkonzentration verschiedener Eier untersucht. Das Ergebnis war wenig überraschend: Freilandeier haben eine höhere Lichtspeicherkapazität und damit eine höhere Qualität als Eier aus Käfighaltung.

Lebensmittel von guter Qualität zu bekommen, ist heute nicht leicht. Wir sind sehr entkoppelt von der Natur und bekommen Ware, die hauptsächlich aus dem Chemiekasten stammt: Zusatzstoffe, Farbstoffe, Konservierungsmittel, Chemie in Form von Spritzmitteln oder bei Tieren zum Beispiel Antibiotika, künstliche Hormone durch Verpackungen sowie lange Transportwege und Lagerungszeiten beeinträchtigen unsere Nahrungsmittel. Da sind wenige bis keine Biophotonen mehr vorhanden, und damit ist die Ausbeute der Elektronen und Protonen eine andere.

Saisonale Lebensmittel, die unter dem freien Himmel von der Sonne geküsst gewachsen sind, liefern uns die perfekte Information und Energie.

Saisonale Lebensmittel, die unter dem freien Himmel von der Sonne geküsst gewachsen sind, geben uns die perfekte Information und Energie. Überlegen Sie also, ob das, was Sie essen, am Licht war oder im Glashaus, oder – schlimmer noch – überhaupt indoor in einer Nährlösung gezogen wurde. Dasselbe gilt für Fleisch und Fisch. Versuchen Sie, Quellen zu finden, die Tiere aus artgerechter Haltung anbieten. Eine gute Qualität hat auch Wild. Auf Bauernmärkten findet man regionale Ware.

Bioware ist ein guter Start, aber nicht jedes Biogemüse wächst unter freiem Himmel. Vieles kommt aus dem Glashaus. Es gibt auch Bio-Kistl-Anbieter, die die Ware nach Hause liefern. Einige haben ein vielfältiges Angebot, das über Obst und Gemüse hinausgeht, und auch die Herkunft der Ware ist ausgewiesen. Unter www.bio-austria.at finden Sie eine Liste mit Betrieben, die Bioprodukte erzeugen und verkaufen, sowie eine Liste von Bio-Kistl-Anbietern in ganz Österreich.

Noch etwas müssen wir berücksichtigen: Wenn unsere Lebensmittel uns mit Information versorgen, kommunizieren sie auch mit unserer inneren Uhr. Südfrüchte im Winter senden dem Körper die falschen Signale. So enthalten beispielsweise Bananen viel Zucker und wachsen bei starker Sonnenbestrahlung in der Wärme. Diese Informationen geben sie an uns weiter, wenn wir sie essen. Wenn Winter ist und unser Körper das anhand von Licht und Temperatur von unseren Rezeptoren gemeldet bekommt, die Bananen uns aber die Information geben, es sei Hochsommer, ist unsere Master-Clock verwirrt. Wenn Sie sich optimal ernähren wollen, lautet das Motto Regional, und Saisonal ist Trumpf.

Saisonkalender Ernährung

Tipp: Laden Sie sich einen Saisonkalender herunter:
https://www.gesundheit.gv.at/leben/ernaehrung/saisonkalender/inhalt

Wenn Sie nicht sicher sind, was Sie essen sollen, schauen Sie nach, ob das betreffende Gemüse oder Obst in Ihrer Region gerade reif ist.

Übrigens, Kohlenhydrate kommen in unseren Breitengraden nur in der warmen Saison vor. Sobald sich die Blätter auf den Bäumen im Herbst verfärben, sollten wir den Konsum von einfachen Kohlenhydraten stark einschränken. Unsere heutige Ernährung hat generell eine zu hohe Komponente aus Zucker. Bedauerlicherweise sehen Ernährungsgesellschaften eine kohlenhydratreiche und fettarme Ernährung immer noch als gesund an. Doch eine Ernährungsweise fern der Natur mit falschen Signalen hat dazu geführt, dass die Menschen in westlichen Ländern immer kränker und übergewichtiger werden. Auch Obst sollte wegen des teils hohen Zuckergehalts nur in der richtigen Saison genossen werden. Als Ausnahme gelten Beeren, die zuckerarm sind.

Für den schlechten Ruf von Fett sorgte übrigens 1967 die industrienahe amerikanische Sugar Research Foundation. Sie hat Wissenschaftler dafür bezahlt, in einer Studie Fett zum Schuldigen für Übergewicht und Krankheiten zu machen und Zucker von jeglichem Verdacht freizusprechen. Das wurde vor ein paar Jahren von zwei amerikanischen Gesundheitsforschern aufgedeckt.

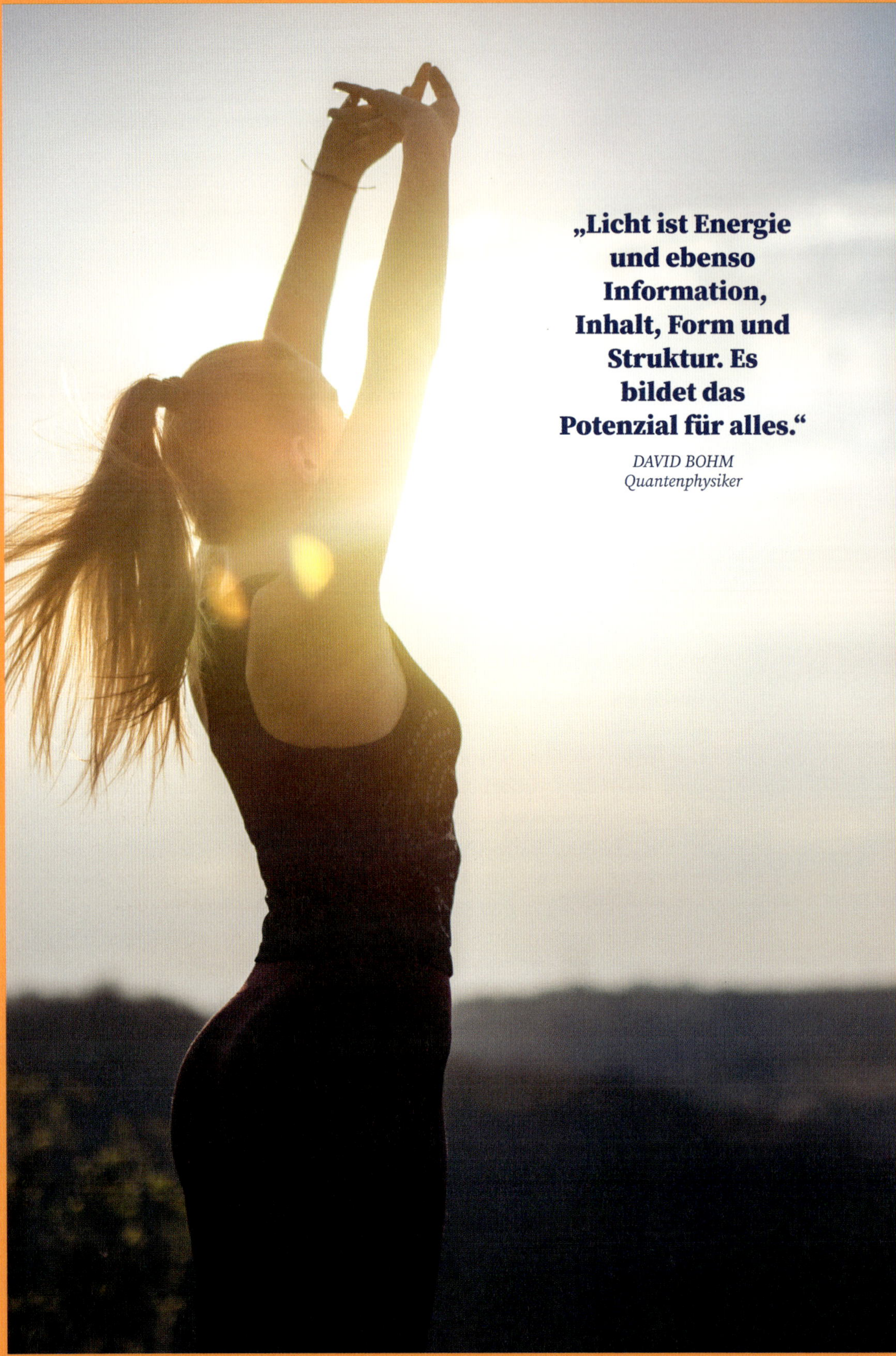

„Licht ist Energie und ebenso Information, Inhalt, Form und Struktur. Es bildet das Potenzial für alles.“

DAVID BOHM
Quantenphysiker

SIGNALE UND SENSOREN

Warum fühlen wir uns in der Natur so gut? An einem Platz in den Donauauen, unter einem uralten Baum, dessen Wurzeln einen Sitzplatz bieten: anlehnen an den Stamm, ausatmen, einatmen, aufs Wasser blicken, in dem sich der blaue Himmel, die Bäume und das Schilf spiegeln. Die Morgensonne taucht alles in goldenes Licht. Wir werden ruhig, spüren eine angenehme Schwere, als würden wir uns selbst verwurzeln. Wir haben das Gefühl, in diese Umgebung zu gehören, eins zu sein mit unserer Umwelt. – Signal Match!

WIR SIND PERMANENT SIGNALEN AUSGESETZT. Einige davon können wir mit unseren Sinnesorganen wahrnehmen: Wir sehen den Sonnenaufgang, spüren den Wind im Gesicht, hören das Plätschern von Wasser oder das Blätterrauschen und riechen den Duft von feuchtem Gras. Doch es gibt viele Signale, die wir nicht bewusst wahrnehmen, die aber dennoch mit uns kommunizieren und für unser Leben von essenzieller Bedeutung sind. Wir befinden uns im permanenten Austausch mit unserer Umwelt, und der Körper reagiert darauf. Im natürlichen Sonnenlicht bekommt das Gehirn ein anderes Signal als unter Kunstlicht. Befindet man sich im Wald, sagt das dem Körper etwas anderes, als wenn man auf Asphalt geht. Signale aus einer Beton- und Asphaltwüste sind unserem Körper nicht seit hunderttausend Jahren bekannt und stellen daher einen Mismatch, eine Diskrepanz, dar. Auch die Nahrung gibt dem Körper Signale, die entweder ins Gesamtbild passen oder für Verwirrung sorgen.

Man kann sich die Signalgebung vorstellen wie ein Orchester. Spielen die Signale aus Umwelt, Licht und Nahrung zusammen, ist das Ergebnis eine wohlklingende Symphonie. Dann läuft im Körper alles rund. Wenn unterschiedliche Frequenzen, die nicht zusammengehören, aufeinandertreffen, wird das zu einer Kakofonie, und das tut uns langfristig nicht gut. Das Hauptproblem, unter dem wir heute alle leiden, ist die Entkopplung von der natürlichen Umgebung.

Wir spüren zwar, dass wir uns nicht wohlfühlen, uns schlecht konzentrieren können und oft müde sind, aber wir erkennen das eigentliche Problem nicht: Die Umwelt, in der wir heute leben, ist keine artgerechte Haltung für uns Menschen.

IM AUGE DES BETRACHTERS

Wir sind Augentiere. Wir nehmen unsere Realität sehr danach wahr, was wir sehen. Das Auge ist einer der wichtigsten Rezeptoren des Menschen. Bewusst sehen wir jedoch nur ein Minimum des gesamten Spektrums. Und sogar das, was wir bewusst sehen, liegt im wahrsten Sinne des Wortes im Auge des Betrachters. Denn das Auge ist zwar der Rezeptor, aber das Sehen findet im Gehirn statt.

Das Hauptproblem, unter dem wir heute alle leiden, ist die Entkopplung von der natürlichen Umgebung.

So sieht jeder Mensch Farben ein wenig anders. Das ist auch von Geschlecht zu Geschlecht unterschiedlich. Kein Wunder, dass Frauen die Augen rollen, wenn sich einmal wieder die Farbe der Krawatte mit der des Hemdes beißt … Was für Frauen eine Beleidigung fürs Auge ist, ist aus Männersicht die perfekte Farbkombination. Frauen können beispielsweise vielfältigere Rottöne unterscheiden. Und auch die Farbenblindheit trifft häufiger Männer als Frauen. Es gibt sogar einen Unterschied zwischen dem linken und dem rechten Auge. Probieren Sie es aus: Schließen Sie ein Auge und schauen Sie sich um, dann wechseln Sie. Sie werden feststellen, dass Sie die Farben, die Helligkeit, das Licht mit jedem Auge ein wenig anders wahrnehmen.

Es gibt im Auge aber auch Rezeptoren, die mit dem Sehen nichts zu tun haben. Das ist der sogenannte Lichtsinn. Bestimmte Nervenzellen der Augennetzhaut sind allein darauf spezialisiert, auf Sonnenlicht zu reagieren. Das sind Sensoren, die dem Gehirn mitteilen, ob es Tag oder Nacht ist. Diese Netzhautzellen leiten das Signal direkt an jenen Teil des Gehirns weiter, der den Biorhythmus steuert. Vor allem blaues Licht wirkt aktivierend auf die Lichtzellen im Auge. Dabei ist natürliches Sonnenlicht am wirksamsten. Übrigens haben auch Blinde diese Rezeptoren. Interessant ist, dass es im Auge unterschiedliche Blaulichtrezeptoren gibt. Es gibt welche, die sich im unteren Bereich des Auges befinden und auf Licht reagieren, das von oben kommt. Sie transportieren damit die Mittagssonne. Dann gibt es Sensoren, die auf Licht reagieren, das mehr vom Horizont kommt.

Blaulicht ist gleichsam der Startknopf, der unsere Maschine von der Ruhephase auf Betriebsmodus schaltet.

Die Frequenz blau ist in der Signalgebung sehr wichtig. Sie stellt den Körper von Nacht auf Tag um. Wenn in der Früh die Sonne aufgeht, sind zuerst die Frequenzen des Infrarots und sichtbaren Lichts aktiv, dann gesellt sich das Blaulicht dazu. Es gibt dem Körper das Signal, das Nachthormon Melatonin zu zerstören – und aufzuwachen. Das Blaulicht ist gleichsam der Startknopf, der unsere Maschine von der Ruhephase auf Betriebsmodus schaltet. Mit Sonnenuntergang verschwindet das Blaulicht wieder aus der natürlichen Umwelt.

Auch Rezeptoren für UVA-Licht befinden sich im Auge. UVA ist – wir haben es schon erwähnt – das Signal für die Produktion verschiedener Hormone. Was jedenfalls nie in der Natur existiert, sind isolierte Frequenzen wie etwa reines Blaulicht, das heute überall in Screens und Lampen vorkommt. Das ist eine Erfindung von uns Menschen und bringt unsere Signalgebung gehörig durcheinander. Denn Blaulicht gibt das Signal zum Aufwachen. Daher kann auch keine Melatoninproduktion starten, solange wir uns dem Blaulicht aussetzen. Um gut schlafen zu können, ist es deshalb sinnvoll, sich am Abend vor dem Blaulicht mit einer Blaulichtfilterbrille zu schützen. Aber damit beschäftigen wir uns später noch im Detail.

SONNENBRILLEN: SCHICK, ABER SCHÄDLICH?

Sonnenbrillen, wie wir sie heute kennen, wurden von einem Piloten zu Beginn des 20. Jahrhunderts entwickelt. Als Piloten begannen, größere Höhen zu fliegen, waren sie mit schlechter Sicht konfrontiert. Der amerikanische Pilot John Macready machte es sich zur Aufgabe, Brillen zu entwickeln, die die Augen vor Blendung schützen. Gemeinsam mit der Firma Bausch & Lomb kreierte er die ersten

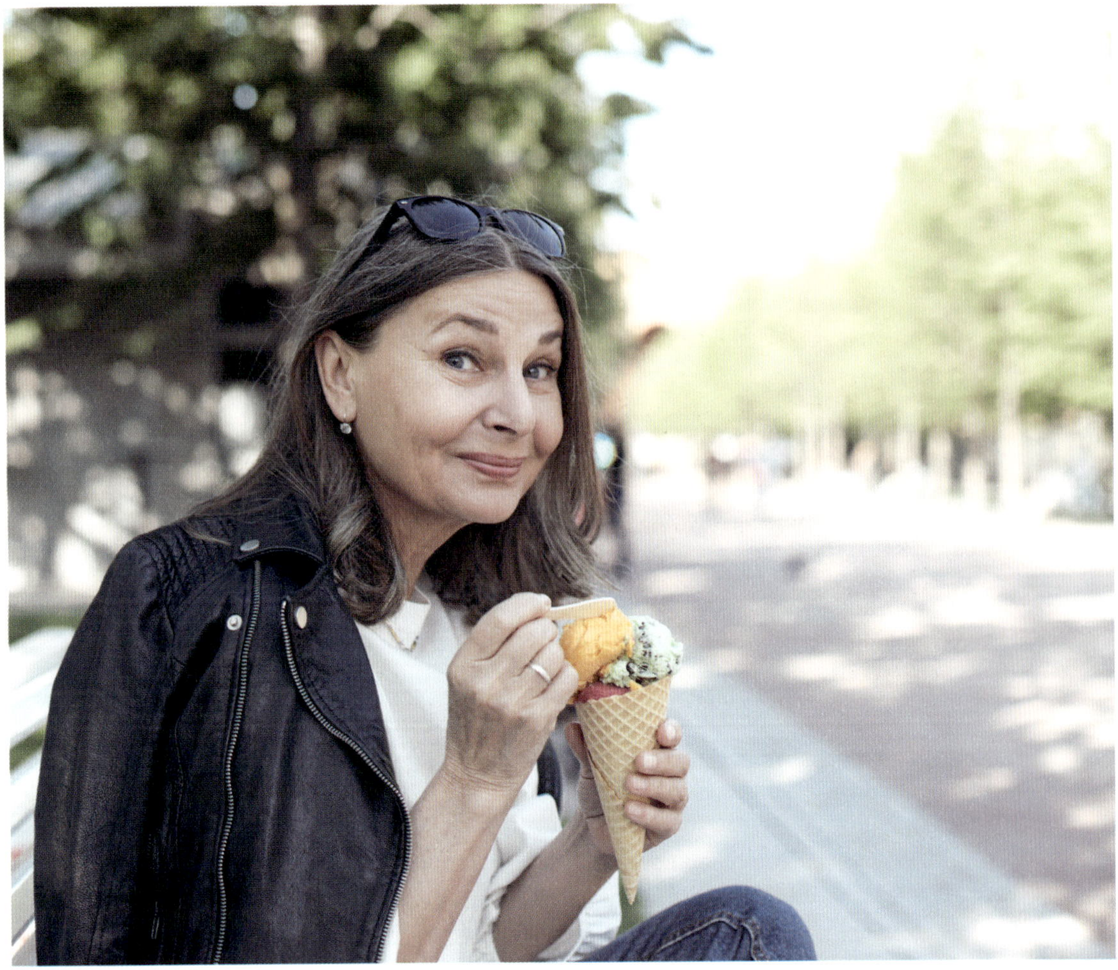

Pilotenbrillen: Die Ray-Ban-Pilotenbrille war geboren und trat in den späten Dreißigerjahren ihren Siegeszug an. Heute sind Sonnenbrillen zu Accessoires und Statement-Pieces geworden, die aus der Modewelt nicht mehr wegzudenken sind.

Im Alltag hat die Sonnenbrille in unseren Breitengraden nicht nur keine Funktion, sie schadet uns. Denn sie verändert die natürliche Signalgebung. ↑

Piloten und Autofahrer schützt die Sonnenbrille vor Blendung, und auch bei deutlich erhöhter UV-Strahlung auf Bergen, Gletschern oder am Wasser ist sie ein wichtiger Schutz. Im Alltag hat sie in unseren Breitengraden aber nicht nur keine Funktion, sie schadet uns. Denn sie verändert die natürliche Signalgebung. Die Lichtfrequenzen, die unseren Tag-Nacht-Rhythmus steuern und unsere Hormonproduktion ankurbeln, werden durch die Gläser herausgefiltert. Abgesehen davon suggerieren Sonnenbrillen unserem Körper, dass wir uns in einer Höhle befinden. Die Augen stellen sich darauf ein und werden immer lichtempfindlicher. Ja, Sonnenbrillen sind schick, aber hier ein kleiner Tipp: Schieben Sie die Brillen doch einfach auf Ihren Kopf – dann sind Sie modisch *und* energetisch.

KINDERAUGEN BRAUCHEN SONNE

„Mach dir Licht, du ruinierst dir ja die Augen." – Erinnern Sie sich noch an die Warnung von Eltern und Großeltern? Eigentlich müsste die Warnung lauten: „Geh ans Tageslicht, du ruinierst dir ja die Augen." Jetzt soll zu wenig Sonnenlicht also auch für die Kurzsichtigkeit verantwortlich sein? Ja, zu einem wesentlichen Teil. Da sind sich Wissenschaftler weltweit mittlerweile einig.

Schauen wir uns die Fakten an: Kurzsichtigkeit nimmt überall auf der Welt zu, und zwar rasant. Am schlimmsten betroffen ist Asien, wo bereits 80 bis 90 Prozent aller jungen Menschen eine Sehhilfe benötigen. Aber auch in Europa und in den USA ist schon rund die Hälfte der Altersgruppe 25 bis 29 Jahre von Myopie, wie Kurzsichtigkeit in der Fachsprache heißt, betroffen. In den meisten afrikanischen Ländern liegt der Anteil zwischen zehn und 20 Prozent. Das ist eine alarmierende Entwicklung, die die Wissenschaft auf den Plan gerufen hat. Lange Zeit galt Kurzsichtigkeit als erbliche Veranlagung. Diese sprunghafte Zunahme lässt sich jedoch mit Genetik allein nicht mehr erklären. Wissenschaftlern fiel schon früh auf, dass gebildete Menschen stärker betroffen sind. Das Bild vom Streber mit der Brille auf der Nase ist also mehr als ein Klischee. Wobei Kurzsichtigkeit meist im Volksschulalter beginnt.

> **Lange Zeit galt Kurzsichtigkeit als erbliche Veranlagung. Die sprunghafte Zunahme lässt sich mit Genetik allein nicht mehr erklären.**

Zur Kurzsichtigkeit kommt es durch einen überlangen Augapfel, der dazu führt, dass der optische Brennpunkt vor der Netzhaut liegt. Doch warum explodiert die Zahl an Kurzsichtigen? Damit haben sich inzwischen zahlreiche Forscher beschäftigt. Die weltweit größte Studie zur Kurzsichtigkeit wurde von der internationalen Forschergruppe „Consortium for Refractive Error and Myopia", kurz CREAM, durchgeführt, die Daten von mehr als 250 000 Menschen aus Europa, Asien und Nordamerika untersucht hat.

Zu den zwei wichtigsten nicht genetischen Gründen für Kurzsichtigkeit zählt einerseits das lange Schauen auf kurze Distanz, beispielsweise beim Lesen oder wenn man den ganzen Tag auf Bildschirme starrt. Andererseits führt mangelndes Sonnenlicht vor allem in den kindlichen und jugendlichen Entwicklungsphasen zu Myopie. Letztere Erkenntnis ist noch relativ neu und hat wieder mit der Signalgebung zu tun. Kinder werden weitsichtig geboren. Erst mit vier, fünf Jahren beginnt der Augapfel in die Länge zu wachsen und tastet sich so an die Scharfsichtigkeit heran. Diese Entwicklungsphase dauert etwa bis zum zehnten, zwölften Lebensjahr. Damit das Wachstum des Augapfels nicht über das Ziel hinausschießt, wird es vom Hormon Dopamin gebremst, das durch Sonnenlicht in der Netzhaut produziert wird. Je mehr sich ein Kind im Tageslicht aufhält, desto höher ist der Dopaminspiegel in der Netzhaut. Sobald Kurzsichtigkeit besteht, entsteht ein Teufelskreis, denn wenn das Kind eine Brille bekommt, werden die wichtigen Frequenzen des Sonnenlichts, die das Signal zur Dopaminproduktion geben, herausgefiltert. Dann nimmt die Kurzsichtigkeit meist rasch zu. In manchen Ländern Asiens gibt es bereits staatliche Empfehlungen, mit den Kindern ans Tageslicht zu gehen. So empfiehlt etwa das Ministerium in Taiwan, Kinder zwei Stunden pro Tag draußen spielen zu lassen. Das beugt übrigens nicht nur der Kurzsichtigkeit vor, sondern auch dem Übergewicht. Denn Sonne wirkt auch im Kampf gegen zu viel Kilos.

Bekommt ein kurzsichtiges Kind eine Brille, werden jene Frequenzen des Sonnenlichts, die das Signal zur Dopaminproduktion geben, herausgefiltert – die Kurzsichtigkeit nimmt zu.

SONNE MACHT SCHLANK

Ja, Sie haben richtig gelesen: Sonnenlicht ist mindestens genauso wichtig wie gesunde Ernährung und Sport, um schlank zu werden. Unser Gewicht hängt damit zusammen, wie lange, wie intensiv und wann wir in die Sonne gehen. Die erstaunliche Erkenntnis von Studien ist, dass der Einfluss des Lichts auf das Körpergewicht unabhängig vom jeweiligen Aktivitätslevel, der Kalorienaufnahme oder dem Alter ist. Denn auch die Haut ist eine riesige Fläche voller Rezeptoren und verfügt über Lichtsensoren.

In Versuchen zeigte sich, dass die Fettzellen der Unterhaut auf blaues Licht reagieren. Je stärker das Licht, desto stärker war die Wirkung. Die Fettzellen veränderten nach mehreren Tagen unter dem blauen Licht ihre Form. Eine Analyse zeigte, dass die Fettanteile weniger und kleiner und der Fettgehalt der Zellen signifikant geringer wurde. Jetzt breitet sich gerade ein Lächeln auf Ihrem Gesicht aus, oder? Werfen Sie Ihren Diätplan weg und tanken Sie Sonne. Das ist fast zu gut, um wahr zu sein.

Wie funktioniert das? Verantwortlich ist der lichtempfindliche Farbstoff Melanopsin, der nicht nur in der Netzhaut des Auges als Lichtsensor fungiert, sondern sich auch im Unterhaut-Fettgewebe befindet. Und dort steuert das Melanopsin auch die Fetteinlagerung. Menschen, die sich viel im Sonnenlicht aufhalten, können so zum Rückgang ihrer Fettzellen beitragen. Umgekehrt fördert das spärliche Licht in den Wintermonaten die Einlagerung von Fett und trägt zum typischen Gewichtszuwachs bei, den viele von uns im Winter erleben. Aus evolutionärer Perspektive ergibt das Wissenschaftlern zufolge Sinn: So legten die Menschen vor Beginn der kalten Jahreszeit eine Fettschicht für die entbehrungsreichen Monate an.

Wie die Augen hat also auch die Haut Rezeptoren für Licht. Das ist wichtig, denn wir benötigen unter anderem UVB zur Energiegewinnung, und das passiert über die Haut. Und noch einen Effekt hat mangelndes Sonnenlicht auf unsere Figur: Wenn wir zu wenig Energie haben, vergrößert der Körper die Oberfläche, um mehr Energie empfangen zu können. Das heißt, wir werden dicker. So absurd das jetzt für Sie klingen mag: Übergewicht ist unter anderem ein Zeichen von Energiemangel!

DAS REICH DER MITTE

In der östlichen Medizin steht die Körpermitte für den Lebensquell. Im Ayurveda wohnen der Wille und die Willensstärke im Bauchraum. Dieser ist das Energiezentrum für den gesamten Körper. Während der östlichen Medizin die Bedeutung des Darms für die Gesundheit schon seit Jahrtausenden bewusst ist, entdeckt die westliche Medizin erst nach und nach, auf welch vielfältige Art der Darm unser Wohlbefinden beeinflusst. Er spielt dabei auch eine essenzielle Rolle als Signalrezeptor und Signalgeber.

„Wenn die Mitte stark ist, können die 1000 Krankheiten geheilt werden.“

Chinesisches Sprichwort

Unser Darm ist besiedelt von Billionen von Mikroorganismen wie Bakterien, Pilzen und Viren, die unser Mikrobiom bilden. Sie haben einen wesentlichen Anteil an der Verdauung, indem sie die Nahrung weiterverarbeiten und entscheiden, was in welcher Form durch die Darmbarriere ins Blut gelassen wird. Deshalb wirken auch Nahrungsergänzungsmittel und sogar Medikamente, die oral verabreicht werden, nicht bei allen Menschen gleich: Sie kommen nämlich zuerst mit unseren Darmbakterien in Kontakt. Das Mikrobiom unterstützt auch das Immunsystem und spielt eine wichtige Rolle bei der Produktion von Neurotransmittern im Gehirn. Inzwischen ist wissenschaftlich bewiesen, dass der Darm Einfluss auf die Stimmung hat.

Wie sich das Mikrobiom zusammensetzt, entscheidet sich schon bei der Geburt. Kommt ein Kind natürlich zur Welt, schluckt es die Sekrete im Geburtskanal und bekommt so eine bakterielle Grundausstattung mit auf den Weg. Babys, die per Kaiserschnitt geboren werden, haben einen Nachteil, weil sie über ein viel weniger vielfältiges Mikrobiom verfügen. Auch Stillen unterstützt die positive Entwicklung des Mikrobioms.

Wie sich das Mikrobiom dann weiterentwickelt, hängt von Faktoren wie Ernährung, Hygiene, Umweltbedingungen, Schlaf und sogar Stress ab. Es gibt gute Bakterien, sogenannte Pro-Kulturen, wie Laktobakterien oder Bifidobakterien, die dafür sorgen, dass die Verdauung reibungslos funktioniert und wichtige Nährstoffe und Vitamine vom Körper aufgenommen werden. Ihnen gegenüber stehen „schlechte“ Bakterien, wie Kolibakterien oder Fäulnisbakterien, die, solange die guten die Oberhand haben, keine Probleme machen.

Kommt ein Kind auf natürlichem Weg zur Welt, schluckt es die Sekrete im Geburtskanal und bekommt so eine bakterielle Grundausstattung mit auf den Lebensweg.

In unserer westlichen, industriellen Welt hat es der Darm schwer: Die Ernährung ist geprägt von Zucker, raffinierten Kohlenhydraten wie etwa Weißmehl, ungesunden Fetten, Alkohol und Zusatzstoffen, während die Ausbeute an Mikronährstoffen und Faserstoffen karg ist.

Sind wir gut zu unserem Darm, dann sorgt er auch gut für uns. Das ist vor allem für die Immunabwehr von Bedeutung. Denn 70 Prozent der Immunzellen, sogenannten Lymphozyten, sitzen in der Darmschleimhaut. Ihre Aufgabe ist es, krankheitserregende Viren und Bakterien zu erkennen und zu eliminieren, indem sie etwa Antikörper produzieren. Aber sie ziehen nicht allein in den Kampf, sondern lösen Alarm aus. Dazu setzen sie Botenstoffe – Zytokine –

frei und verständigen alle anderen Immunzellen im Körper, um sich dann gemeinsam gegen die Bösewichte zur Wehr zu setzen. Fazit: Je gesünder unsere Darmflora ist, desto besser funktioniert die Darmpolizei.

Auf das Bauchgefühl zu hören, ist mehr als nur ein Spruch: Unser Darm kommuniziert mit unserem Gehirn und umgekehrt. Das nennt man die Darm-Hirn-Achse.

Dass man vor Angst Bauchweh bekommen kann, haben Sie sicher schon selbst einmal erlebt. Und auch der Rat, auf das Bauchgefühl zu hören, ist mehr als nur ein Spruch. Immer mehr Studien belegen, dass der Darm Auswirkungen auf unsere Gefühle hat. Denn unser Darm kommuniziert mit unserem Gehirn und umgekehrt. Das nennt man die Darm-Hirn-Achse. Die Kommunikation mit unserem Gehirn erfolgt über Nervenbahnen: einerseits über Nervenleitungen im Rückenmark, andererseits über den Vagusnerv, der vom Hirnstamm zum Verdauungstrakt verläuft und maßgeblich an der Regulation der Tätigkeit fast aller innerer Organe, somit auch an den Regulationsvorgängen im Darm, beteiligt ist. Der Vagusnerv wird auch als Ruhenerv bezeichnet, weil er für Regeneration und Reparaturvorgänge zuständig ist. Aber noch wichtiger ist: Er koordiniert die „digitalen Signale“ des Lichts mit den „analogen Signalen“ der Nahrung.

Darmbakterien liefern aber auch wichtige Bausteine für Neurotransmitter wie Serotonin, Dopamin und GABA. Im Fall von Serotonin benötigt das Gehirn zur Herstellung ein genügendes Ausmaß der Aminosäure Tryptophan. Und dieser wichtige Baustein wird im Darm produziert. Ähnlich sieht das beim Neurotransmitter GABA aus, der Gamma-Aminobuttersäure, die ein natürliches Antistress-Mittel ist und für Entspannung und guten Schlaf sorgt. GABA braucht Darmbakterien, damit es richtig synthetisiert wird, um nur zwei Beispiele herauszugreifen.

Noch vieles über den Darm und die Funktionen des Mikrobioms ist unerforscht. Erst langsam beginnt man dieses komplexe Superorgan zu verstehen. Eines weiß man jedoch heute schon: Ein gesunder Darm ist Dreh- und Angelpunkt für die gesamte Gesundheit.

Goodies für die Darmflora

Wenn Sie etwas für Ihre Darmflora tun wollen, dann essen Sie viele natürliche Nahrungsmittel wie Gemüse, hochwertige Fette und fermentierte Lebensmittel. Gemüse enthält Fasern und Ballaststoffe sowie Präbiotika. Letztere werden nicht direkt vom Körper verarbeitet, sondern dienen den Darmbakterien als Nahrung. Positiv wirken sich auch gute Fette wie Oliven- oder Kokosöl, Weidebutter und Fischöl auf den Darm aus. Ein echtes Goodie für den Darm sind fermentierte Lebensmittel, weil sie vollgepackt mit einer Vielzahl an Bakterienkulturen sind, die der Darmflora guttun. Beim Fermentieren handelt es sich um einen natürlichen Gärprozess, der mithilfe von Bakterien, Schimmelpilzen oder Hefe vollzogen wird. Gut sind beispielsweise rohes Sauerkraut, das traditionelle indonesische Tempeh aus Sojabohnen, Kimchi – das ist für Koreaner, was für uns das Sauerkraut ist, aber aus Chinakohl hergestellt wird – oder Miso, eine Bohnenpaste, aus der die berühmte Misosuppe hergestellt wird und die ebenfalls zu den fermentierten Lebensmitteln gehört. Wer lieber schnell etwas trinken will, kann zu Kombucha oder Kefir greifen. Beides ist voller guter Bakterien.

Vorsicht bei Zucker und raffinierten Kohlenhydraten! Diese füttern die „schlechten" Darmbakterien und verschieben das Gleichgewicht in eine ungünstige Richtung. Kohlenhydrate sind nicht grundsätzlich schlecht. Komplexe Kohlenhydrate in der richtigen Saison sind sogar günstig.

WALDBADEN

Shinrin-yoku – das Baden in der Waldluft – nennen es Japaner liebevoll. Ein Spaziergang im Wald ist eine simple Therapie mit großer Wirkung. Wie Professor Qing Li von der Nippon Medical School in Tokio in diversen Studien nachweisen konnte, ist ein Waldaufenthalt eine gute Methode zur Prävention und Behandlung von Krankheiten.

Was aber macht den Wald so heilsam für uns? Die Pflanzen des Waldes kommunizieren miteinander und geben auch an unser

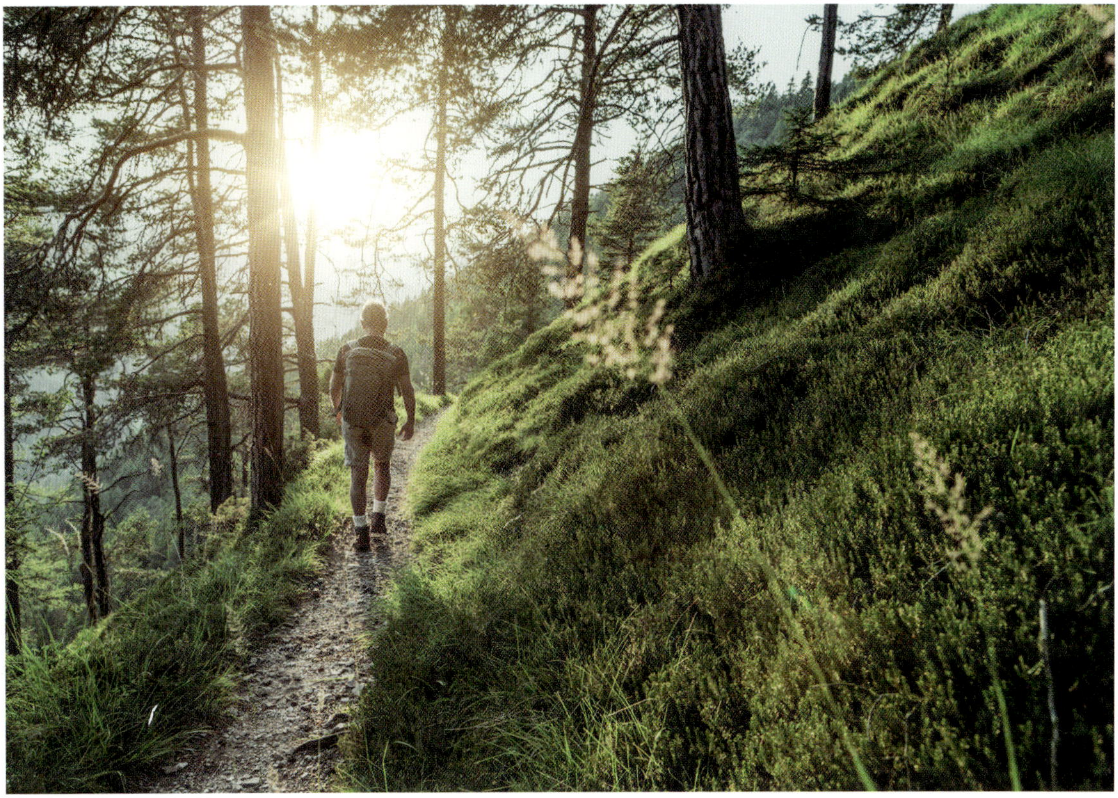

↑ Nicht nur bei Schönwetter eine ideale Stärkung für Seele und Immunsystem: ein Aufenthalt im Wald – am besten gleich in Kombination mit körperlicher Betätigung.

Immunsystem Signale weiter. Um korrekt zu funktionieren, benötigt das Immunsystem „Daten" aus vielfältigen mikrobiellen Inputs. Diese Inputs sind im frühen Leben absolut entscheidend, bleiben aber auch im Erwachsenen- und im höheren Alter wichtig. Ohne entsprechende mikrobielle Signale ist die Regulation des Immunsystems gestört, und das Risiko chronischer Entzündungskrankheiten steigt.

Der Wald verfügt über einen hochaktiven Datenhighway, über den Bäume, Kräuter, Gräser, Sträucher und Pilze mithilfe von pflanzlichen Biomolekülen Informationen austauschen und einander vor Feinden warnen. Die Kommunikation erfolgt über ätherische Substanzen wie Terpene, Pilze und spezielle Bakterien aus dem Boden. Diese Substanzen reden auch mit unserem Immunsystem, wenn wir sie einatmen, verschlucken oder durch die Haut aufnehmen. Kommen sie dann mit unseren Immunzellen in Kontakt, setzen diese spezielle Substanzen frei, die beispielsweise eine Entzündungsreaktion abschalten. So steigt nach einem längeren Aufenthalt im Wald die Zahl bestimmter Abwehrzellen, der sogenannten natürlichen Killer-

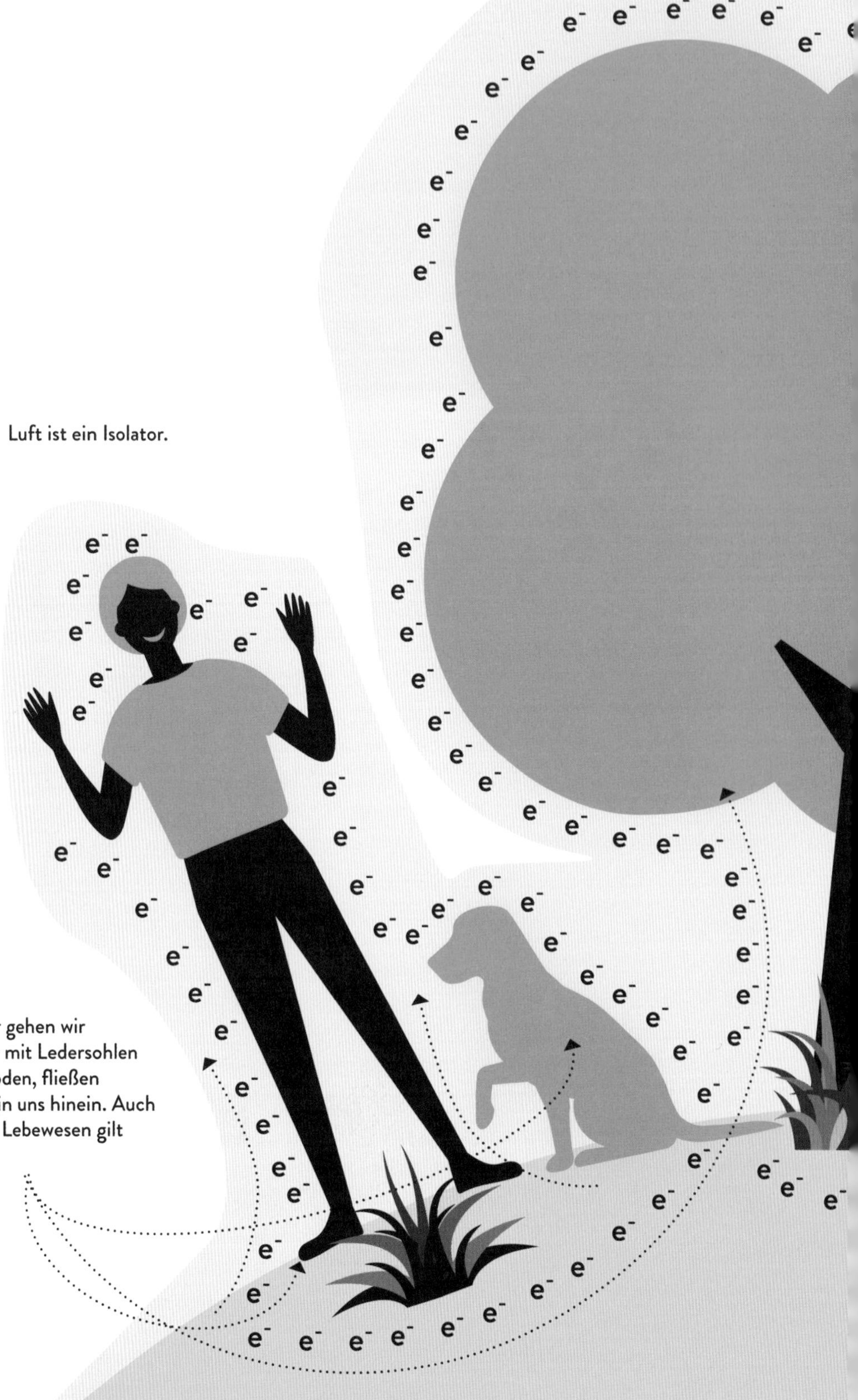

Luft ist ein Isolator.

Stehen oder gehen wir Barfuß oder mit Ledersohlen auf Naturboden, fließen Elektronen in uns hinein. Auch bei anderen Lebewesen gilt diese Regel.

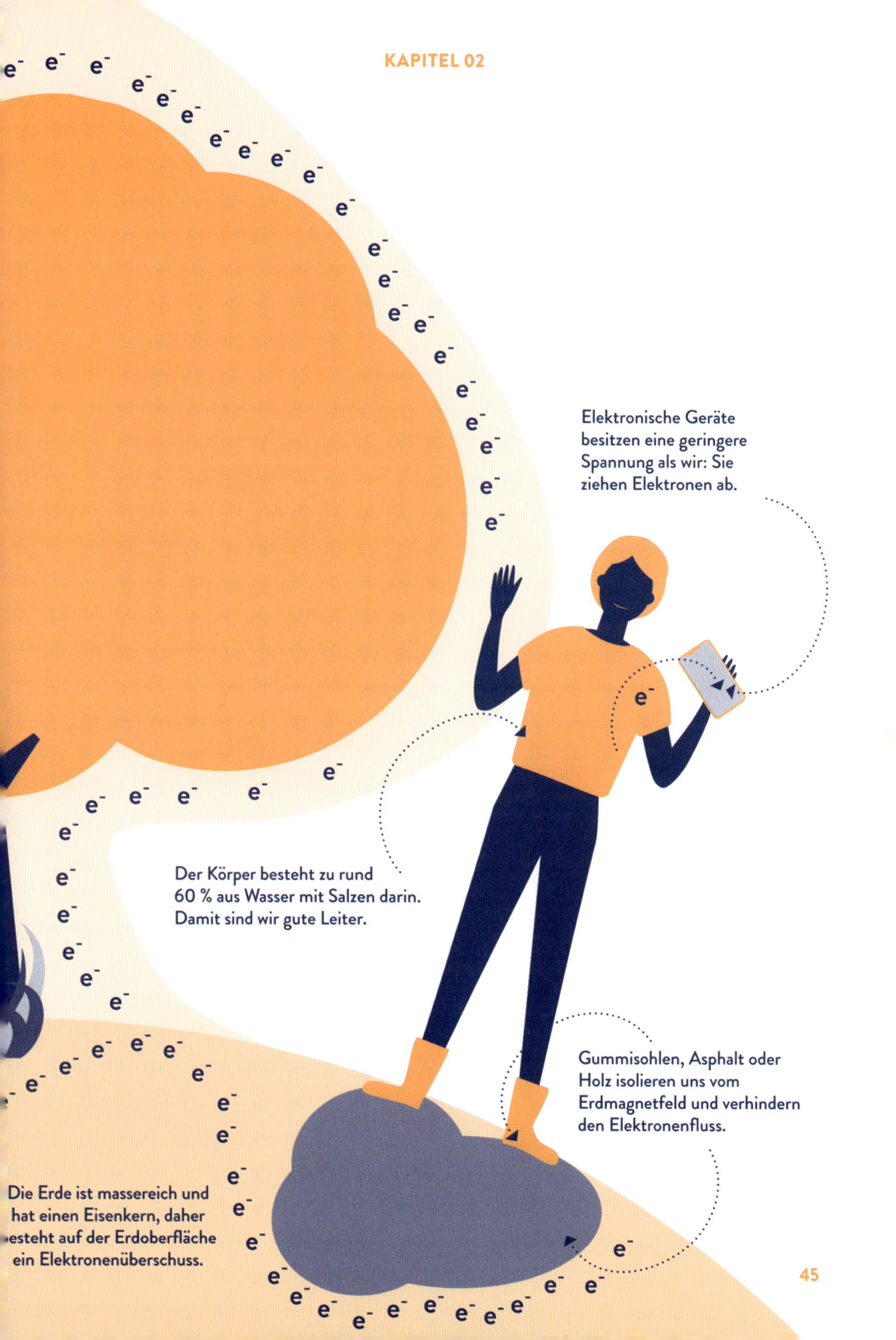
Elektronische Geräte besitzen eine geringere Spannung als wir: Sie ziehen Elektronen ab.
Der Körper besteht zu rund 60 % aus Wasser mit Salzen darin. Damit sind wir gute Leiter.
Gummisohlen, Asphalt oder Holz isolieren uns vom Erdmagnetfeld und verhindern den Elektronenfluss.
Die Erde ist massereich und hat einen Eisenkern, daher esteht auf der Erdoberfläche ein Elektronenüberschuss.

zellen, die zur Gruppe der weißen Blutkörperchen gehören. Sie sind nicht nur wichtig zur Bekämpfung von Infektionserregern wie Viren und Bakterien, sondern identifizieren auch Krebszellen und schalten sie aus: Sie leiten deren programmierten Zelltod, die Apoptose, ein.

Der Wald kann aber noch mehr: Bei einem Spaziergang im Wald sinkt der Blutdruck, das Herz schlägt ruhiger, und die Muskeln entspannen sich. Eine Landschaft mit Laubwald und Wasser bietet die besten Umweltsignale gegen Stress. Ein Nadelwald, vor allem mit Rotkiefern, Lärchen und Zirben, stimuliert das Immunsystem und wirkt besonders gut gegen Krebszellen und Infekte.

Bäume und Pflanzen im Wald suchen sich ihre Nachbarn aus, indem sie Stoffe abgeben, die das Wachstum mancher Pflanzen verhindern. So bilden sie eine abgestimmte Lebensgemeinschaft. Daher findet sich der positive Effekt auf unser Immunsystem nicht in künstlich kombinierten Parkanlagen. Ein Stadtspaziergang hat also eine ganz andere Wirkung auf uns als ein Waldspaziergang.

Wenn Sie einen tieferen Einblick in die faszinierende Welt des Waldes und ihre Wirkung auf uns Menschen bekommen wollen, lesen Sie das Buch des österreichischen Biologen Clemens G. Arvay: „Der Biophilia-Effekt: Heilung aus dem Wald".

Der Mensch besteht zu rund 60 Prozent aus salzhaltigem Wasser. Wir sind also ein Salzwassersack, und das macht uns zu einem hervorragenden elektrischen Leiter.

POWER AUS DER ERDE

Jahrtausende gingen wir Menschen barfuß. Dann haben wir den Kontakt zur Erde mit Gummisohlen abgeschnitten. Die Fußsohlen verloren dadurch ihre Funktion als wichtiger Signal- und Energieüberträger. Überlegen Sie einmal, wie Sie sich fühlen, wenn Sie barfuß über eine Wiese gehen oder ihre Füße in den warmen Sand am Meeresstrand stecken – großartig, oder? Abgesehen davon, dass Sie vielleicht in Urlaubsstimmung sind, hat dieser Wohlfühleffekt eine physikalische Erklärung.

Der Mensch besteht zu rund 60 Prozent aus salzhaltigem Wasser. Wir sind also ein Salzwassersack, und das macht uns zu einem hervorragenden elektrischen Leiter. Alles in uns, jede einzelne Zelle, ist durch den Austausch von freien Elektronen verbunden. Die Erdoberfläche weist eine unendliche Ressource an negativ geladenen

Elektronen auf, da der Erdkern flüssiges Eisen enthält, das tief im Erdkern ständig in Bewegung ist. Die Luft um uns herum ist hingegen ein Isolator. Wenn wir barfuß auf der Erde, durch Gras oder feuchten Sand gehen, erden wir uns. Unsere Fußsohlen agieren wie ein Stecker, mit dem wir uns an die Steckdose Erde anschließen können. Elektronen fließen von der Erdoberfläche, die eine sehr hohe Spannung aufweist, in Systeme mit niedrigerer Spannung, also in unseren Körper. Man benötigt ein gewisses Maß an Feuchtigkeit, um den Elektronenfluss herzustellen. Die natürliche Feuchtigkeit der Haut reicht dazu aber meist aus. Natürlich können Sie sich auch mit dem ganzen Körper ins Gras legen oder Sie begeben sich in ein natürliches Gewässer, einen See, einen Bach, einen Fluss oder ins Meer.

Wasser ist ein hervorragender Leiter. Gummi, Holz, Asphalt und Beton sind Isolatoren und verhindern die Weiterleitung von Energie.

Wenn Sie also Gummisohlen tragen oder auf Asphaltböden stehen, sind Sie gegen den Untergrund isoliert, und Ihr Körper kann sich aus dem Boden nicht mit Energie versorgen. In unserer heutigen Welt ist das quasi der Dauerzustand. Wir tanken schon wenig Energie aus Sonnenlicht, weil wir uns zu viel in Räumen aufhalten. Mit der Isolierung unserer Füße vom Boden schneiden wir uns auch die zweite wichtige Energiequelle ab.

Wenn wir barfuß auf Erde, Gras oder feuchtem Sand gehen, erden wir uns: Unsere Fußsohlen sind der Stecker, mit dem wir uns an die Steckdose Erde anschließen können.

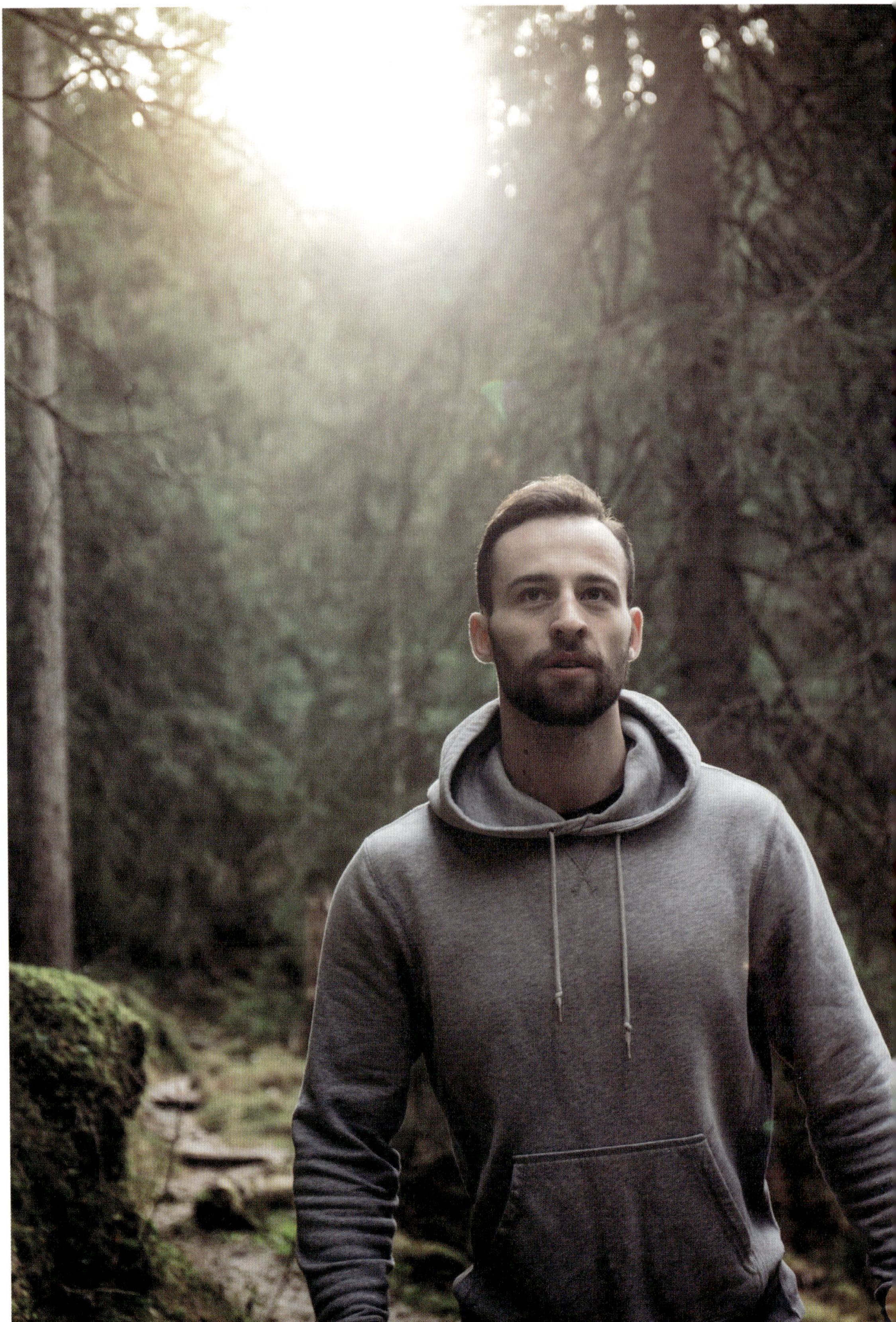

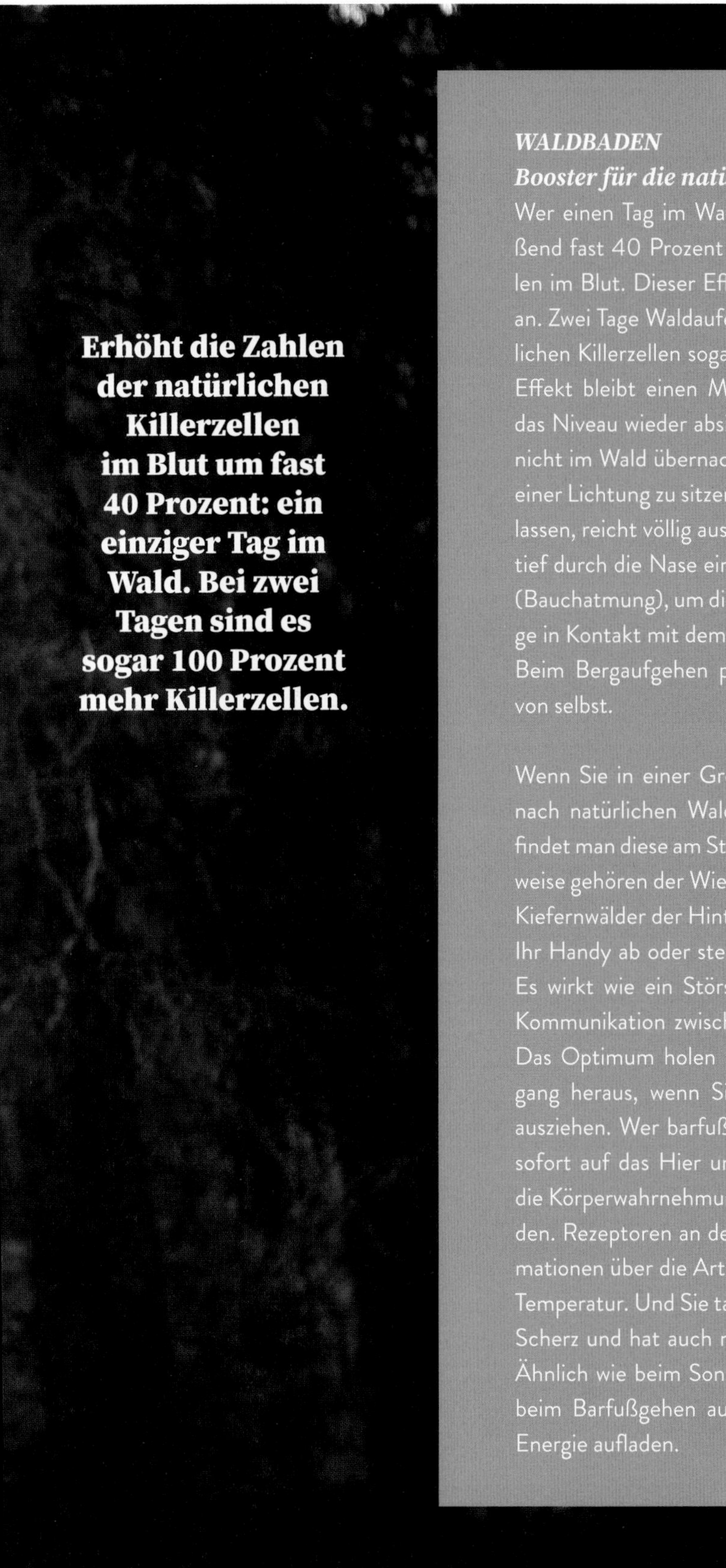

Erhöht die Zahlen der natürlichen Killerzellen im Blut um fast 40 Prozent: ein einziger Tag im Wald. Bei zwei Tagen sind es sogar 100 Prozent mehr Killerzellen.

WALDBADEN

Booster für die natürlichen Killerzellen

Wer einen Tag im Wald verbringt, hat anschließend fast 40 Prozent mehr natürliche Killerzellen im Blut. Dieser Effekt hält etwa eine Woche an. Zwei Tage Waldaufenthalt erhöhen die natürlichen Killerzellen sogar um 100 Prozent. Dieser Effekt bleibt einen Monat lang erhalten, bevor das Niveau wieder absinkt. Und Sie müssen dazu nicht im Wald übernachten. Mit einem Buch auf einer Lichtung zu sitzen und die Seele baumeln zu lassen, reicht völlig aus. Atmen Sie dabei bewusst tief durch die Nase ein und durch den Mund aus (Bauchatmung), um die Terpenoide über die Lunge in Kontakt mit dem Immunsystem zu bringen. Beim Bergaufgehen passiert das übrigens ganz von selbst.

Wenn Sie in einer Großstadt leben, suchen Sie nach natürlichen Waldgebieten. Normalerweise findet man diese am Stadtrand. In Wien beispielsweise gehören der Wienerwald, die Lobau und die Kiefernwälder der Hinterbrühl dazu. Schalten Sie Ihr Handy ab oder stellen Sie es auf Flugmodus. Es wirkt wie ein Störsignal auf die gewünschte Kommunikation zwischen Ihnen und dem Wald. Das Optimum holen Sie aus dem Waldspaziergang heraus, wenn Sie auch noch die Schuhe ausziehen. Wer barfuß auf Naturboden geht, ist sofort auf das Hier und Jetzt konzentriert, und die Körperwahrnehmung ist automatisch vorhanden. Rezeptoren an den Fußsohlen geben Informationen über die Art des Untergrundes und die Temperatur. Und Sie tanken Energie! Das ist kein Scherz und hat auch nichts mit Esoterik zu tun: Ähnlich wie beim Sonnenbaden können Sie sich beim Barfußgehen auf natürlichem Boden mit Energie aufladen.

Das Elektronenbad

Wenn Sie die Chance haben, gönnen Sie sich ein Bad in natürlichen Gewässern, etwa einem See. Lichtbeschienene Gewässer haben immer eine negativ geladene Oberfläche. Dieses „Elektronenbad" liefert Ihnen Energie aus gleich zwei Quellen: der Sonne und dem Wasser. Übrigens, bewegte Gewässer wie beispielsweise ein Wasserfall produzieren Anionen in der Atemluft, die nichts anderes als freie Elektronen sind. Also atmen Sie, wenn Sie bei einem Wasserfall stehen, tief ein.

Schön und gut, das klappt im Sommer, aber wie erdet man sich im Winter? Seien Sie mutig und ziehen Sie sich kurz die Schuhe aus. Erden dauert nicht lange, schon ein paar Minuten erhöhen Ihre Energie erheblich. Sie werden feststellen, dass Naturboden gar nicht so kalt ist, wie Sie sich das vorstellen. Außer es ist eisig oder es liegt Schnee. Aber Sie werden überrascht sein, wie gut es sich anfühlt, wenn Sie zum ersten Mal mitten im Winter die nackten Füße ins Gras stellen. Das hält man aus, und nachher fühlt man sich sowieso wie ein Superheld, allein weil man den inneren Schweinehund besiegt hat.

Das ist trotzdem nichts für Sie? Dann besorgen Sie sich Schuhe, die gänzlich aus Leder hergestellt sind, also auch die Sohlen. Denn Leder leitet. Prüfen Sie, woraus die Schuhe gemacht sind, und treffen Sie die entsprechende Wahl.

Gerade im Winter eignet sich auch ein Wannenbad mit Meersalz zum Erden, denn die Armaturen in Europa sind geerdet. Vorausgesetzt, es handelt sich um Rohre aus Metall, lädt sich das Wasser in den Rohren mit Elektronen auf. Auch wenn man die Armaturen berührt, stellt man eine Verbindung zur elektronenreichen Erde her. Das Salz gibt man ins Wasser, um die Leitfähigkeit zu verbessern. Es funktioniert aber auch ohne Salz. Und kaltes Wasser leitet besser als warmes. Besonders gut wirkt die Erdung im Wasser, wenn man ganz untertaucht. Dann kommt es zu einem „Reset" des elektromagnetischen Feldes im Körper.

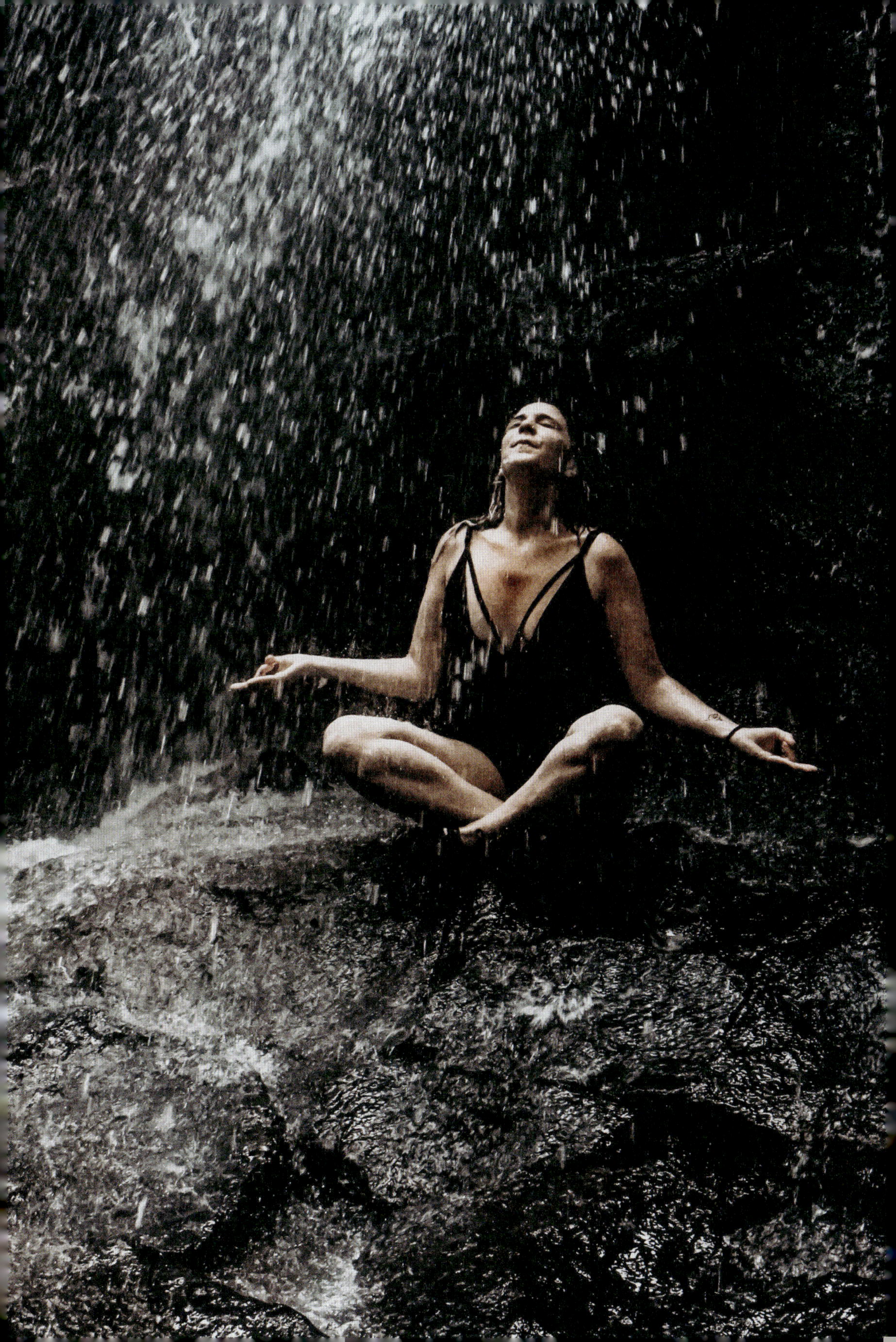

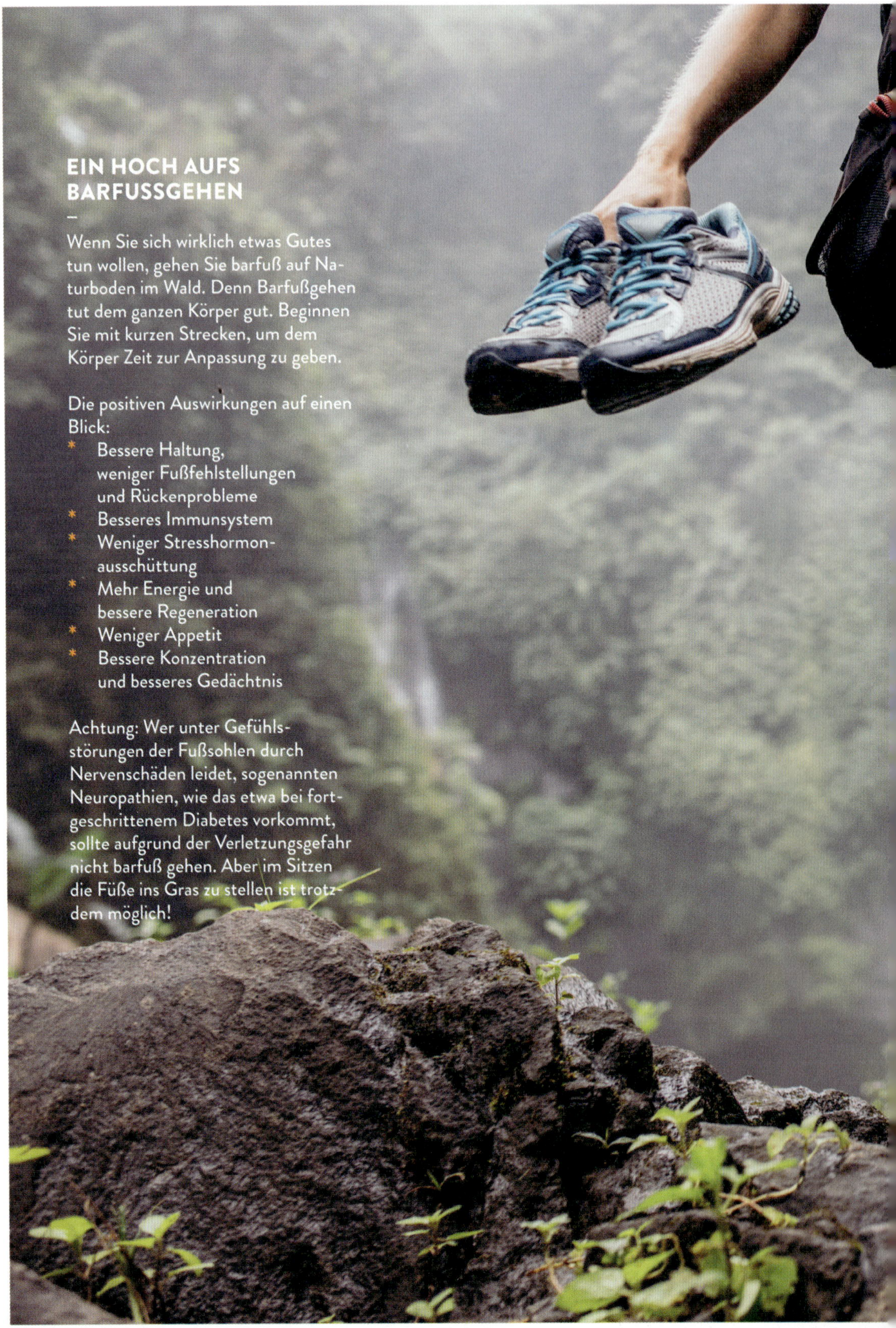

EIN HOCH AUFS BARFUSSGEHEN

–

Wenn Sie sich wirklich etwas Gutes tun wollen, gehen Sie barfuß auf Naturboden im Wald. Denn Barfußgehen tut dem ganzen Körper gut. Beginnen Sie mit kurzen Strecken, um dem Körper Zeit zur Anpassung zu geben.

Die positiven Auswirkungen auf einen Blick:

* Bessere Haltung, weniger Fußfehlstellungen und Rückenprobleme
* Besseres Immunsystem
* Weniger Stresshormonausschüttung
* Mehr Energie und bessere Regeneration
* Weniger Appetit
* Bessere Konzentration und besseres Gedächtnis

Achtung: Wer unter Gefühlsstörungen der Fußsohlen durch Nervenschäden leidet, sogenannten Neuropathien, wie das etwa bei fortgeschrittenem Diabetes vorkommt, sollte aufgrund der Verletzungsgefahr nicht barfuß gehen. Aber im Sitzen die Füße ins Gras zu stellen ist trotzdem möglich!

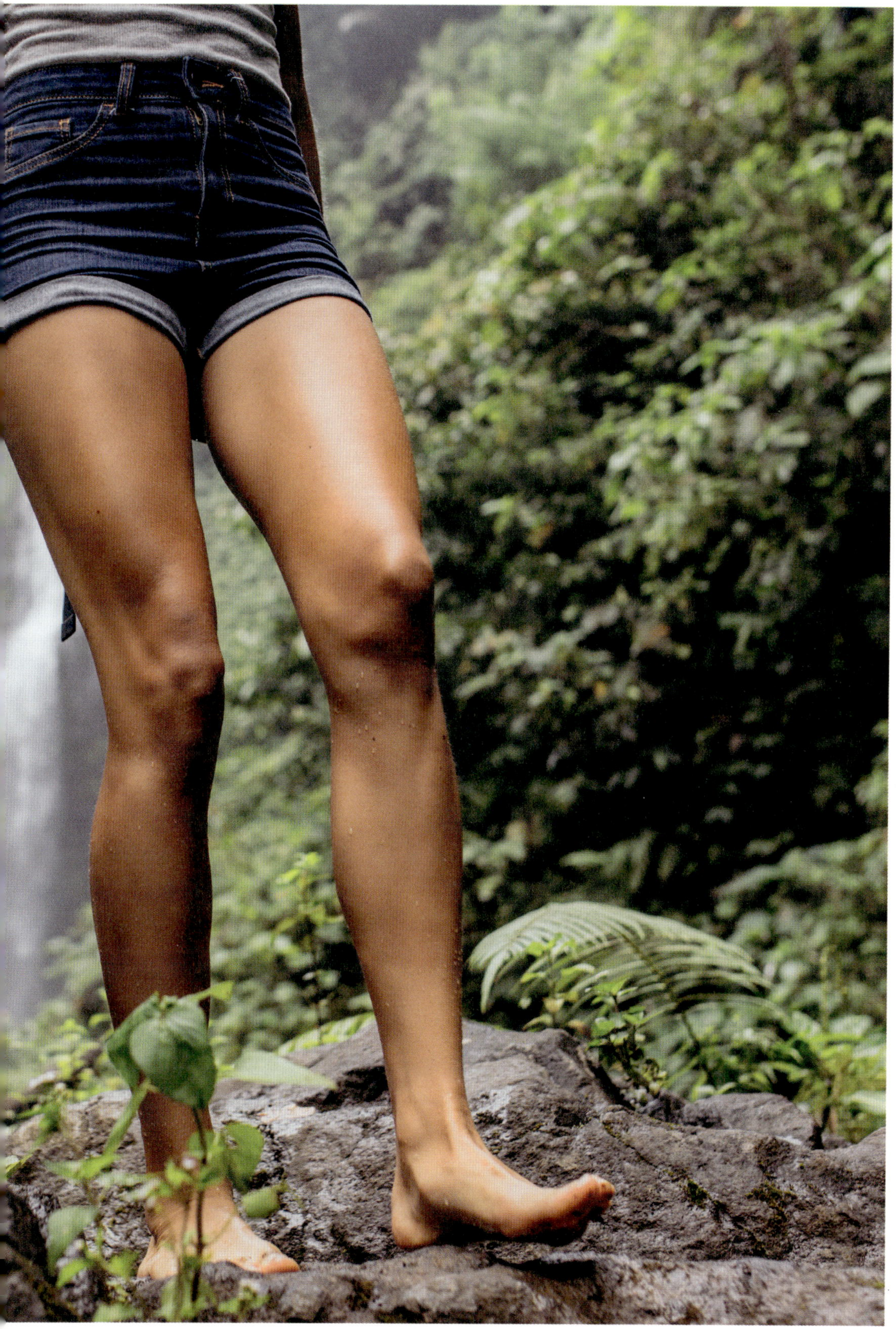

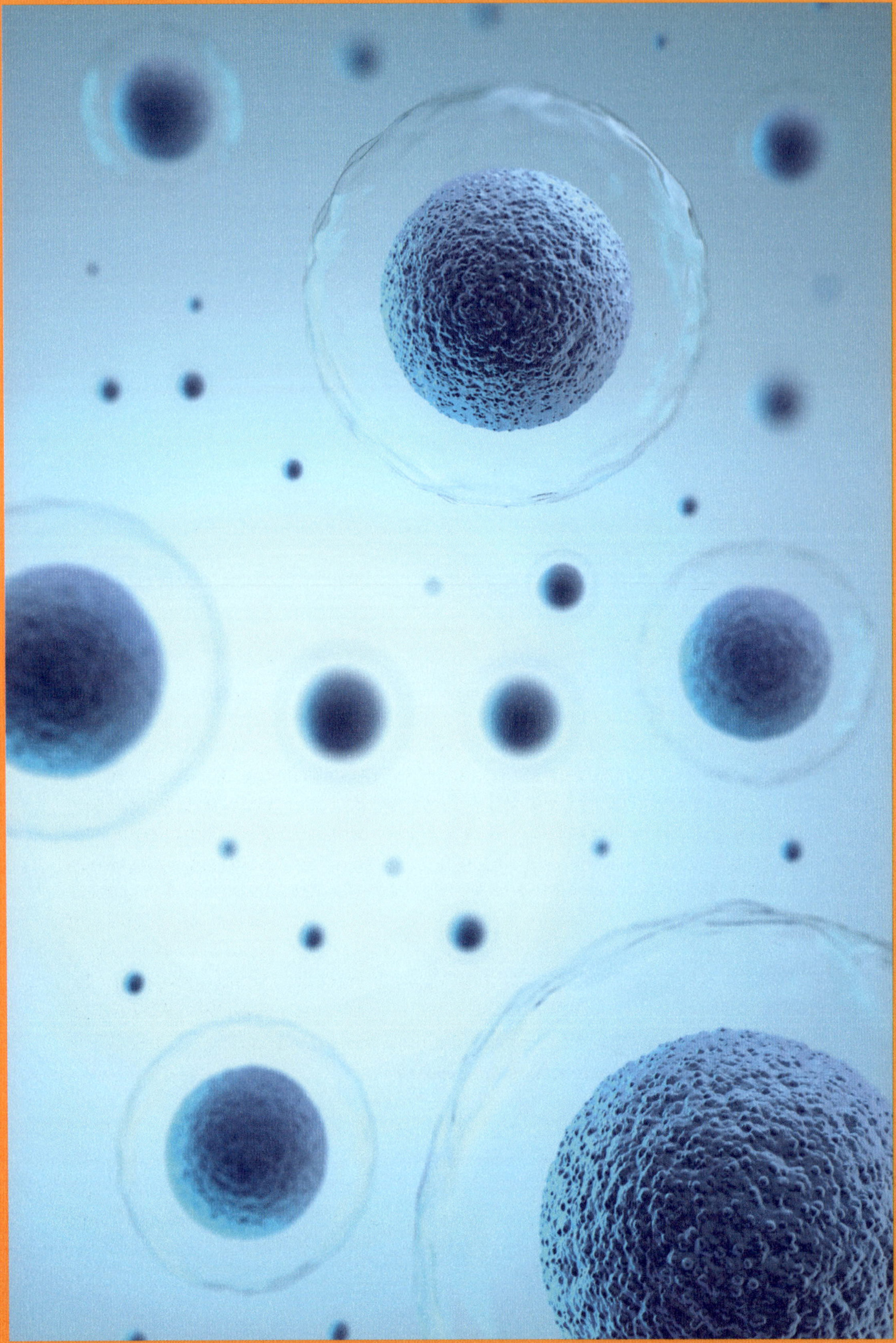

MITOCHONDRIEN – KRAFTWERKE DER ZELLEN

Sind wir ein evolutionärer Zufall? Zwei Milliarden Jahre lang beherrschten Bakterien die Erde. Sie entwickelten zahllose Variationen, und bald wimmelten die Ozeane von ihnen, doch sie blieben simpel und winzig. Dann kam es zum alles verändernden Rendezvous zwischen zwei Bakterien.

TREFFEN SICH ZWEI BAKTERIEN …

Vielleicht war es Liebe auf den ersten Blick. Tatsache ist, dass sich diese beiden Bakterien vereinten, und anstatt dabei wie üblich verdaut zu werden, gingen sie eine symbiotische Partnerschaft ein. Wie das bei Zusammenschlüssen der Fall ist, musste nun evaluiert werden, wer am besten welche Aufgaben übernimmt. Letztlich fiel die Entscheidung, dass sich das aufgenommene Bakterium um das Energiemanagement kümmert. Aus diesem Bakterium wurde das Mitochondrium. Erstmals konnte so unter Verwendung von Sauerstoff Energie genutzt werden. Neben der Entstehung des Lebens selbst war dieser Umwandlungsprozess das wohl wichtigste Ereignis in der Evolution überhaupt. Er bildete nämlich die Grundlage für die Entwicklung von komplexen Zellen, aus denen sämtliche Pflanzen, Tiere und auch wir Menschen bestehen.

DIE MITOCHONDRIALE EVA

Sorry Jungs, jetzt müsst ihr stark sein. Mit den Mitochondrien eurer Kinder habt ihr nichts zu tun. Die Mitochondrien eines jeden Menschen stammen aus der Eizelle der Mutter, denn sie werden ausschließlich über die Mutter weitervererbt. Die väterlichen Mitochondrien der Spermien werden nach der Befruchtung von der Eizelle zerstört. Wenn wir die genetische Herkunft zur Mutter, Großmutter und so weiter zurückverfolgen würden, wäre die mitochondriale Eva die Urmutter aller Menschen. Nur um das hier kurz klarzustellen. Es gibt zwei Teile einer Zelle, in der DNA enthalten ist: der Zellkern, in dem das meiste genetische Material zu finden ist, und die Mitochondrien. Die DNA des Zellkerns wird über das Y-Chromosom durch beide Elternteile vererbt. Nur die mitochondriale DNA wird durch die Mutter vererbt. Es hängt also primär von der Mutter ab, ob Sie bei den Mitochondrien einen Lamborghini oder einen Lada erben. Wobei nicht überall im Körper die Mitochondrien gleich gut oder gleich schlecht sein müssen. Sie können sich das vorstellen wie ein Mosaik aus Billionen von Zellen. Manche Steinchen sind besser, manche schlechter.

Nur die mitochondriale DNA wird durch die Mutter vererbt. Es hängt also primär von der Mutter ab, ob Sie bei den Mitochondrien einen Lamborghini oder einen Lada erben.

SCOTTY, ENERGIE!

So lautet das Kommando von Captain Kirk auf der USS Enterprise an seinen Ingenieur Scotty zur Beschleunigung auf Lichtgeschwindigkeit. Während der Antimaterie-Reaktor der Enterprise selbst unsere Vorzeige-Kraftwerke alt aussehen lässt, hat die Natur die Frage der erneuerbaren Energie und der Nutzung von Energiereserven auf hocheffiziente Weise gelöst.

Lange Zeit ist die Wissenschaft davon ausgegangen, dass Mitochondrien die in Nahrung gespeicherte Energie so umwandeln, dass Zellen sie nutzen können. Tatsächlich besitzen Mitochondrien aber keine Rezeptoren für Kohlenhydrate, Fette oder Aminosäuren, sondern eine Elektronentransportkette, die ausschließlich Elektronen verwertet. Woher diese stammen, ist gleichgültig. Im gesamten Universum ist ein Elektron ein Elektron. Alle Nahrungsmittel, die wir essen, werden zu Elektronen und Protonen zerlegt. Je nachdem was wir essen, ist die Ausbeute größer oder kleiner. Elektronen ebenso wie Protonen werden ins Mitochondrium aufgenommen. Elektronen bewegen sich entlang der Elektronentransportkette. Je mehr Elektronen vorhanden sind und je schneller sie sind, desto besser.

–
Die Energiemengen, die wir in jeder Sekunde umsetzen, sind geradezu astronomisch. Wir verbrauchen bei 65 kg Körpergewicht ungefähr die Energie einer 100-Watt-Glühbirne. Dies klingt vielleicht nicht sehr beeindruckend, aber: Pro Gramm ist das ungefähr das 10 000-Fache dessen, was die Sonne verbraucht. Leben ist also kein Flämmchen, sondern ein Raketenantrieb.

Die Erzeugung des Energiesignals können Sie sich vorstellen wie ein Speicherkraftwerk. Wasser wird unter Einsatz von Energie den Berg hinaufgepumpt. Wenn es hinunterstürzt, wird die Energie für den Antrieb eines Motors genutzt. In dieser Elektronentransportkette treiben Elektronen mit ihrer Energie Pumpen an, die Protonen „bergauf" pumpen. Die Protonen fließen im Anschluss wieder „bergab" durch den winzigsten Rotormotor der Welt, der sich dadurch mehr oder weniger schnell dreht. Dieser Motor erzeugt das Molekül ATP (Adenosintriphosphat), das unser lebensnotwendiges Energiesignal ist. Als Abfallprodukt aus diesem Prozess entsteht einerseits Körperwasser für die Wasserbatterie, andererseits Infrarot, die wesentliche Frequenz für Mitochondrien.

ATP ist für unseren Körper die Energiewährung: Wenn wir an Energie herankommen wollen, müssen wir in Form von ATP dafür bezahlen. Wie bei einem Münztelefon wirft man das Geldstück ATP ein und stellt damit eine Zeit lang die Verbindung zur Wasserbatterie her, die dann die Energie liefert.

ELEKTRONENTRANSPORTKETTE IN DEN MITOCHONDRIEN

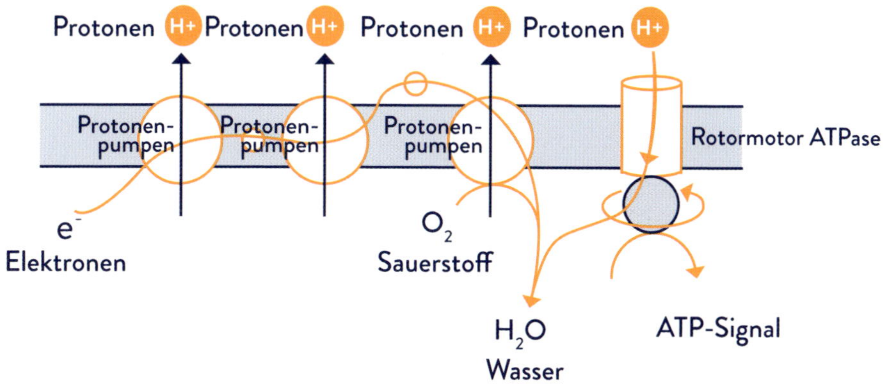

Neben der Energieversorgung erledigen Mitochondrien weitere wichtige Aufgaben: Sie vermitteln Informationen aus unserer Umwelt, beispielsweise die Licht- oder Temperatursituation, an unseren Zellkern, wo unsere Gene geschützt liegen. Die Aktivität der Gene wird durch die Informationen aus unserer Umwelt bestimmt.

STERBEN, UM ZU LEBEN

Wenn Mitochondrien nicht mehr optimal funktionieren, bekommen sie Löcher, durch die sehr reaktionsfreudige freie Radikale in die Umgebung entkommen können. Diese freien Radikale geben dann das Signal an die Mitochondrien, sich zu vermehren, um eine höhere Energieproduktion zu erreichen. Das Problem daran ist, dass sich die schadhaften Mitochondrien vermehren, was nicht lange gut gehen kann.

Die freien Radikale schädigen letztlich die ganze Zelle so stark, dass es sich irgendwann nicht mehr auszahlt, sie zu reparieren. An und für sich bevorzugt der Körper, um Energie zu sparen, das Reparieren von Zellen. Diesen Prozess bezeichnet man als Autophagie. Autophagie ist ein Recycling-Vorgang der Zelle. Bei diesem Prozess baut der Körper nicht benötigte und krankhafte Zellbestandteile ab und verwertet sie anderweitig.

Autophagie ist ein Recycling-Vorgang der Zelle. Bei diesem Prozess baut der Körper nicht benötigte und krankhafte Zellbestandteile ab und verwertet sie anderweitig.

Ist die gesamte Zelle schon so geschädigt, dass sie nicht mehr repariert werden kann, starten Mitochondrien ein „Selbstmordprogramm“, das als Apoptose bezeichnet wird und in Summe viel mehr Energie verbraucht. Dabei verschwindet die Zelle samt ihren dysfunktionalen Mitochondrien, wie bei einer „Säuberung“ durch einen Geheimdienst. Es bleiben keinerlei Spuren zurück. Als hätte es diese Zelle nie gegeben. Die Zelle wird, wenn möglich, gleichwertig ersetzt. Täglich sterben in uns 50 Milliarden Zellen aus 200 Zelltypen und werden gesund wiedergeboren. Das funktioniert über lange Zeit hinweg.

Hier ging es nun um freie Radikale, die immer wieder mit dem Alterungsprozess in Zusammenhang gebracht werden. Sie haben sicher schon viel über Antioxidantien gehört und gelesen, welche angeblich die Alterung verlangsamen. Sie können nämlich die bösartigen freien Radikale abfangen, die sich normalerweise mit fortschreitendem Alter ansammeln und Zellen oder deren Bestandteile zerstören. Doch die Situation ist viel zu komplex, um sie mit der Einnahme von Nahrungsergänzungsmitteln lösen zu können. Tatsächlich verlangsamen Antioxidantien den Alterungsprozess nicht. Freie Radikale haben nämlich auch eine wichtige Funktion als Signal. Diese Informationen in der Zelle durch Antioxidantien zu unterdrücken ist riskant und kann zum Beispiel die Energieproduktion verschlechtern. Manchmal ist es besser, eine kaputte Zelle durch eine neue zu ersetzen. Dazu kommt das Signal von den freien Radikalen. Unterdrücken wir es, leben wir mit der kaputten Zelle weiter.

Antioxidantien verlangsamen den Alterungsprozess nicht. Denn freie Radikale haben eine wichtige Signalfunktion: wenn es nämlich besser ist, kaputte Zellen durch neue zu ersetzen.

↓ Nahrungsergänzungsmittel können nicht jedes Problem lösen.

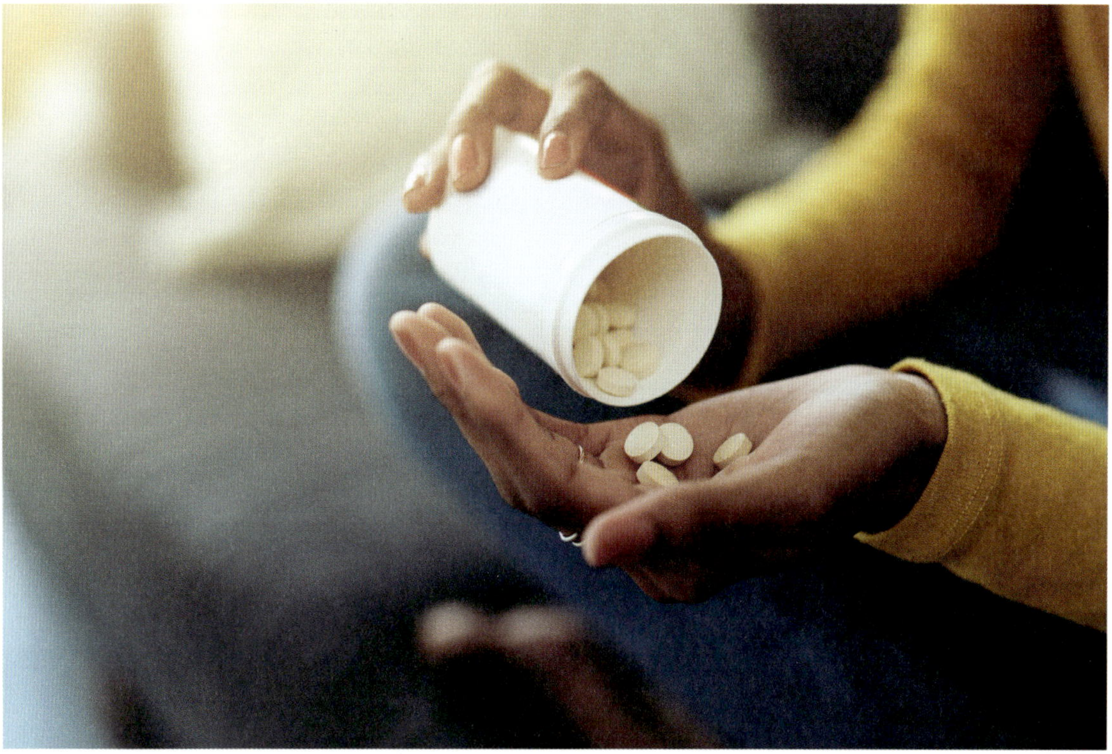

So kommen Sie zur maximalen Power

–

* **SONNENLICHT** enthält in Abhängigkeit von Tages- und Jahreszeit immer eine Dosis Infrarot und infrarotnahes Rotlicht. Infrarot ist die wesentliche Frequenz für Mitochondrien. Die können Sie auch bei bewölktem Himmel tanken. Den ultimativen Energiekick holen Sie sich in der lichtreichen Jahreszeit durch UVB.

* **WASSER TRINKEN.** Dehydrierung ist für Mitochondrien besonders ungünstig. In unserer modernen Welt sind die beiden häufigsten Gründe für Dehydrierung nicht natürliche elektromagnetische Frequenzen, wie sie von Handys oder WLAN produziert werden, und die Zugabe von Fluor ins Trinkwasser. Obwohl in Österreich Trinkwasser nicht mit Fluor angereichert wird, gibt es hinsichtlich der Konzentration starke regionale Unterschiede. Generell haben wir in Österreich durch unser Leitungswasser aus den Bergen eine gute Wasserqualität. Bevorzugen Sie ansonsten Quellwasser.

* **AUSREICHEND MAGNESIUM.** Magnesium verbessert die Funktion von Mitochondrien, vorausgesetzt, Sie sind gut hydriert.

* **EINE GESUNDE DARMFLORA.** Das Darmmikrobiom ist so konzipiert, dass es in einer Umgebung arbeitet, in der kein Sauerstoff vorhanden ist. Deshalb verwenden Darmbakterien Protonen zur Energiegewinnung. So bleiben den Mitochondrien in den Zellen mehr Elektronen für die Energieversorgung. Aufgrund unserer modernen Lebensweise mit falscher Ernährung, Umweltgiften, Stress und Belastungen beispielsweise durch Handystrahlung ist das Mikrobiom im menschlichen Darm nur noch selten ausbalanciert. Es können sich dadurch massive Mengen freier Radikale bilden, die die Darmzellenbarriere undichter machen. Das wird auch als Leaky Gut (engl. für „durchlässiger Darm") bezeichnet und bedeutet, dass die Barrierefunktion der Schleimhaut des Dünndarms gestört ist. Infolgedessen können Bakterien und Toxine aus dem Darm in den Blutkreislauf gelangen und systemische Entzündung fördern. Des Weiteren treten Störungen bei der Aufnahme von Nährstoffen, Vitaminen und Spurenelementen auf. Von den Darmzellen abgegebene Enzyme, wie beispielsweise die für den Abbau von Histamin wichtige Diaminooxidase oder die Laktase, werden vermindert gebildet.

* **BEWEGUNG IN DER NATUR.** Wenn man sich körperlich betätigt, ohne es zu übertreiben, verbraucht man mehr Sauerstoff. Der Elektronenfluss in der Elektronentransportkette beschleunigt sich, ohne dabei freie Radikale zu erhöhen. Nützen Sie das Erdmagnetfeld für die Aufnahme von Elektronen, indem Sie auf Naturboden barfuß oder mit Lederschuhen gehen.

* **KÄLTE BESCHLEUNIGT DEN ELEKTRONENSTROM** und die Infrarotaufnahme. Kältereize am Körper verbessern den Elektronenfluss und erhöhen die Energieeffizienz. Am besten klappt das mit kaltem Wasser.

* **REGELMÄSSIGE MASSAGETHERAPIE** zur Straffung des Kollagennetzes. Kollagen macht rund ein Drittel aller Proteine im menschlichen Körper aus. Es findet sich in Knochen, Knorpeln und Sehnen ebenso wie in der Haut und im Bindegewebe. Es gibt uns letztendlich unsere Form. Kollagen leitet hervorragend Elektronen.

* **OMEGA-3-FETTSÄUREN.** Seafood verbessert den Energiefluss, enthält es doch Omega-3-DHA, das in den Zellmembranen zu einer besonders schnellen Elektronenleitung führt (siehe Omega-3-Fettsäuren Seite 27).

* **NAHRUNG.** Fette und Eiweiß liefern mehr Elektronen, einfache Kohlenhydrate mehr Protonen. Die natürliche Versorgung ist saisonal vorgegeben. In der lichtarmen Jahreszeit des Winters liefern einfache Kohlenhydrate zu wenig Energie. Schlimmer noch, sie verbrauchen Elektronen, um Protonenladungen auszugleichen, und sollten daher vermieden werden.

* **INTERMITTIERENDES FASTEN.** Der als Dinner Cancelling oder intermittierendes Fasten bekannte Verzicht auf Nahrung für zumindest 16 Stunden fördert die Autophagie und spart damit die Energie eines kompletten Ab- und Wiederaufbaus von Zellbestandteilen.

* **ATEMÜBUNGEN** verbessern die Sauerstoffversorgung. Am besten funktioniert das im Wald und außerhalb der Stadt, die immer stärkere Umweltbelastungen aufweist.

* **VERMEIDUNG VON BELASTUNGEN.** Chronische systemische Minimalentzündungen, die man mit einem Blutbefund ermitteln kann, sollten möglichst saniert werden. Übertreiben Sie nicht beim Sport und trainieren Sie nicht unter Blaulichtbelastung. Verhindern Sie generell abends Blaulichtbelastung.

* **SCHUTZ VOR NICHT NATÜRLICHEN ELEKTROMAGNETISCHEN FREQUENZEN (EMF).** Reduzieren Sie nicht natürliche EMF, indem Sie das Handy nicht am Körper tragen, Geräte mit Bluetooth-Funktion vermeiden, WLAN durch LAN-Kabel ersetzen oder zumindest das WLAN über Nacht abschalten.

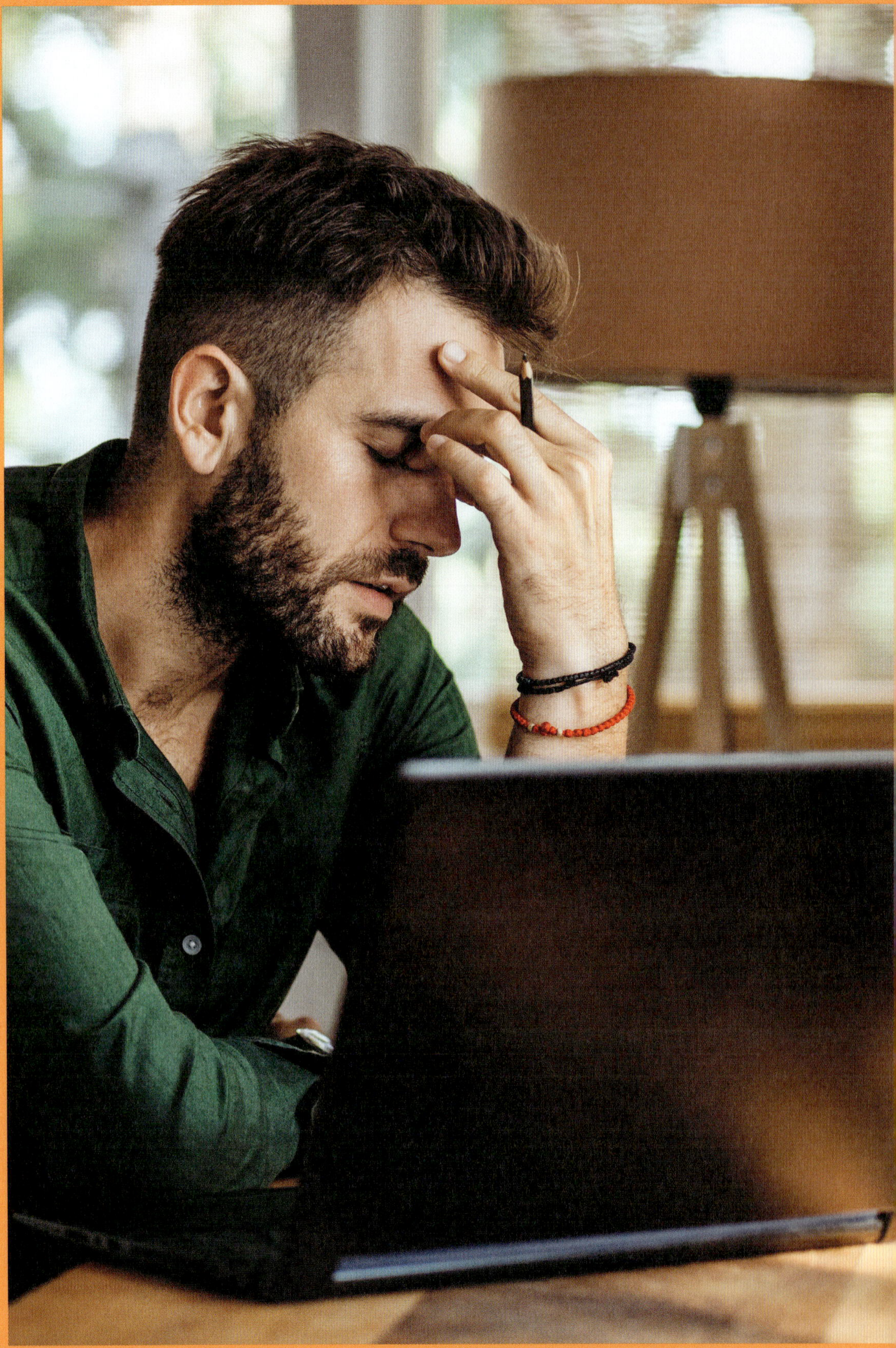

MODERNE WELT MIT NEBENWIRKUNGEN

„Der Mensch ist die einzige Spezies, die intelligent genug ist, um künstliches Licht zu erfinden, und dumm genug, um darunter zu leben.“

DR. JACK KRUSE
Neurochirurg und Präventivmediziner

IRGENDETWAS IN UNSERER Umwelt stimmt nicht. Wir leben in einem geschützten Umfeld, abgeschirmt von Wetter und Kälte, sind dank künstlichem Licht unabhängig von der Sonne, haben Nahrung immer und unabhängig von den Jahreszeiten zur Verfügung und können uns gegen viele Krankheiten erfolgreich wehren. Seit dem vorigen Jahrhundert bietet zudem die Digitalisierung gewaltigen Komfort in allen Lebenslagen. Doch trotz dieses Fortschritts fühlen wir uns müder und gestresster denn je und kämpfen mit einer explodierenden Zahl an Zivilisationskrankheiten. Fast die gesamte Erdbevölkerung ist von denselben Krankheiten betroffen, die es jedoch vor 1900 noch nicht gab. Was also ist passiert? Unsere moderne Welt scheint gravierende Nebenwirkungen zu haben.

DIE NATÜRLICHEN SCHWINGUNGEN DER ERDE

Vier Milliarden Jahre lang waren die Energien, die das Leben umgaben, einfach. Es gab das Erdmagnetfeld, das von den elektrischen Strömen im Erdkern verursacht wird. Es gab die Schumann-Frequenz, ein schwaches elektromagnetisches Feld, das zwischen Ionosphäre und Erdoberfläche besteht und von Gewitterentladungen sowie den Sonnen- und Mondzyklen geformt wird. Die Ionosphäre ist eine atmosphärische Schicht, in der die energiereiche Sonnenstrahlung die Moleküle der Luft ionisiert. Der deutsche Physiker Winfried Otto Schumann entdeckte sie 1952. Und es gab die Frequenzen der Sonne, die uns auf der Erde erreichen. UV, sichtbares Licht und Infrarot waren Milliarden von Jahren die am häufigsten vorkommende Form elektromagnetischer Strahlung auf der Erde. Diese natürlichen elektromagnetischen Felder (EMF) waren von Anbeginn Bestandteil des Lebens.

In unserem Körper fließen elektrische Ströme: Nerven leiten Signale über elektrische Impulse weiter, und auch Gehirn und Herz sind elektrisch aktiv.

Auch im menschlichen Körper fließen ständig elektrische Ströme. So leiten beispielsweise Nerven ihre Signale über elektrische Impulse weiter, und auch das Gehirn und das Herz sind elektrisch aktiv. Nur deshalb können wir mittels EEG (Elektroenzephalografie) die Gehirnaktivität messen oder mit dem EKG (Elektrokardiogramm) die Herzaktivität. Im Grunde läuft die gesamte Kommunikation auf Zellniveau über EMF.

FORTSCHRITT IM TURBOMODUS

Im Jahr 1893 sollte sich unser Leben radikal verändern. Nikola Tesla demonstrierte auf der Weltausstellung das erste Wechselstromversorgungssystem. Dann ging es Schlag auf Schlag. Thomas Edison begann mit dem Bau der ersten kommerziellen Elektrizitätsgesellschaft in New York. Zwei Jahre später begann die moderne Ära der Elektrotechnik. Im Jahr 1901 sendete Guglielmo Marconi den ersten transatlantischen Funkspruch. 1907 wurde die Vakuumröhre erfunden, die 1915 die erste Sprachübertragung über das Radio ermöglichte. 1920 nahm der erste kommerzielle Radiosender den Betrieb auf. Die größten Veränderungen gab es ab dem Zweiten Weltkrieg. Für die Kommunikation über große Entfernungen begann man kürzere Wellenlängen zu verwenden. Das Mikrowellenradar für die Kriegsführung wurde erfunden, und im Jahr 1947 richtete die Bell Telephone Gesellschaft das erste Mikrowellen-Telefonrelais zwischen Türmen in Boston und New York ein. Im selben Jahr wurde das Fernsehen geboren, für das man zur Übertragung ebenfalls Mikrowellen nutzte. Die 1980er-Jahre brachten die mobile Kommunikation.

Was seit den 1990ern geschehen ist, ist für den Planeten und das Leben unglaublich. Einsteins Arbeiten sagen, dass gewisse Wellen unendlich lange weiterbestehen, sobald sie einmal erzeugt wurden. Auf der Erde können diese Frequenzen, zu denen auch der Wechselstrom gehört, wegen der abschirmenden Ionosphäre nicht in den Weltraum gelangen. Stattdessen prallen sie von der Ionosphäre ab und kehren auf die Erdoberfläche zurück. Die Menschen haben in etwas mehr als 100 Jahren ihre elektromagnetische Umwelt dramatisch verändert. Es wird geschätzt, dass wir 2,5 Milliarden Mal mehr elektromagnetische Strahlung künstlich in unserer Atmosphäre erzeugt haben, als dies bei der Entstehung unserer Spezies der Fall war.

Wir werden von einem Ozean elektromagnetischer Energien überflutet, mit denen es das Leben auf der Erde nie zuvor zu tun hatte. Die Auswirkungen nicht natürlicher EMF auf biologische Systeme – so wie wir es sind – werden immer mit vielen Jahren Verzögerung spürbar. In Wahrheit können wir die Tragweite dieser Veränderung auf unser Leben noch nicht einschätzen.

DIE DUNKLE SEITE DES LICHTS

Den Sternenhimmel in voller Pracht sieht man in Städten schon lange nicht mehr. Das Leuchten am Himmel hat zu viel Konkurrenz durch künstliches Licht bekommen. Die künstliche Beleuchtung nimmt weltweit immer mehr zu und ist auch schon aus dem Weltraum zu sehen. Darunter leiden nicht nur Tiere, es wirkt sich auch negativ auf die menschliche Gesundheit aus. Das Phänomen hat inzwischen sogar einen Namen: Lichtverschmutzung.

Licht ist der wichtigste Zeitgeber. Doch während natürliches Licht unsere innere Uhr richtig einstellt, bringt künstliches Licht unseren Tag-Nacht-Rhythmus gehörig durcheinander. Tageslicht besitzt eine ausgewogene Verteilung aller Frequenzen, die unserem Körper zur Taktung und Signalgebung dienen. Es löst biologische Prozesse aus und versorgt unsere Zellen mit Energie. Künstliche Lichtquellen verfügen über einen verstärkten Blauanteil, während die regenerativen Rot- und Infrarotstrahlen, die die Wirkung von Blaulicht ausgleichen, weitgehend fehlen. Besonders gravierend ist das bei Flachbildschirmen, Smartphones, E-Readern und Fernsehern, in die wir oft stundenlang starren.

LICHTSPEKTRUM VON LED BILDSCHIRMEN

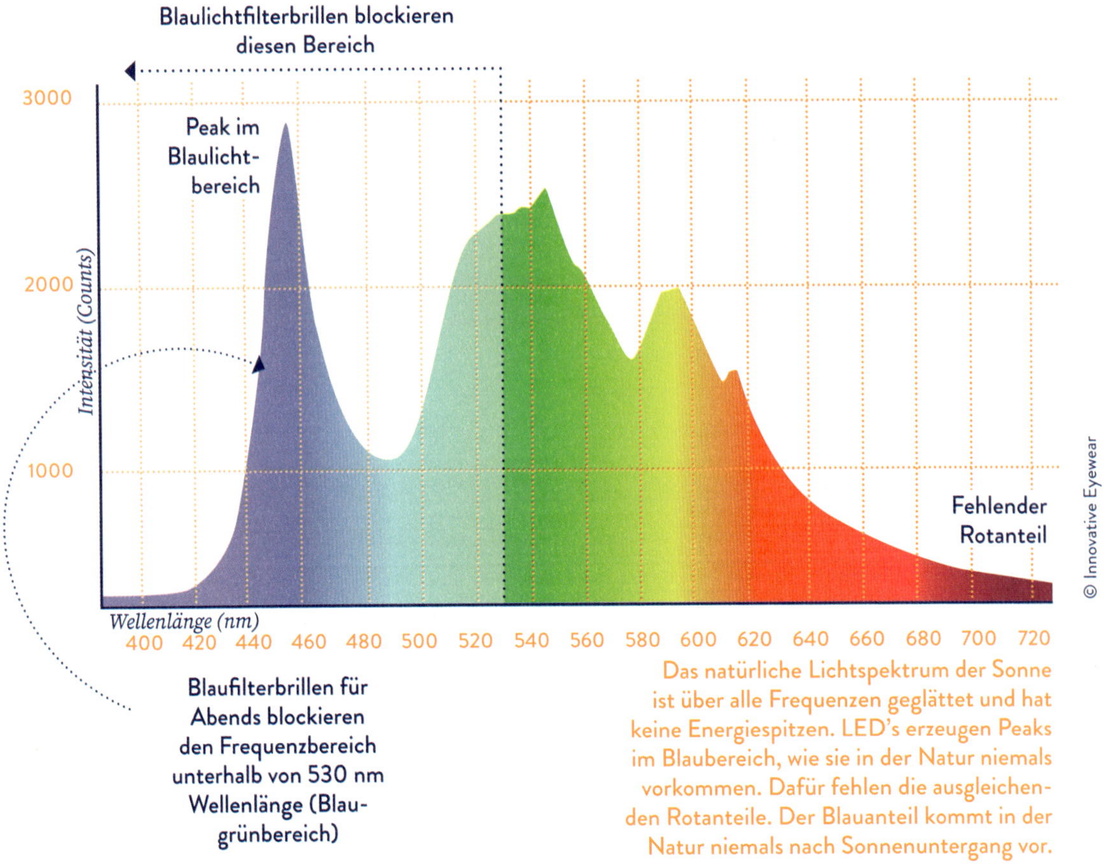

Selbst schwaches Licht kann den Tag-Nacht-Rhythmus und die Melatoninproduktion stören. Nur acht Lux – ein Helligkeitswert, der von den meisten Tischlampen übertroffen wird – haben schon Auswirkungen. „Das nächtliche Licht ist mit ein Grund dafür, dass viele Menschen nicht genug Schlaf bekommen", sagt Stephan Lockley, Schlafforscher aus Harvard.

Die gute alte Glühbirne, die von der EU erfolgreich verbannt wurde, sowie Halogenlampen haben ebenso wie Kerzenlicht keinen Blauanteil und sind mit wenig Lux als Abendbeleuchtung gut geeignet. Alle anderen Leuchtmittel, ob Energiesparlampen, Neonröhren oder LED, haben hohe Blaulichtanteile und bedeuten für unseren Körper Stress.

Kein Blaulicht am Abend!

Verwenden Sie bei der Bildschirmarbeit ab dem Nachmittag einen Blaufilter. Moderne Handys und manche Computer haben bereits eine Software eingebaut, die den Blaulichtanteil reduziert. Ist das nicht der Fall, können Sie unter www.justgetflux.com gratis eine Software für Computer, Smartphone und Tablets herunterladen, die die Farbgebung des Bildschirms an die jeweilige Tageszeit anpasst und die Blaulichtanteile gegen Abend automatisch herausfiltert.

Sobald es draußen finster wird, sollten Sie sich neben den Blaulichtbelastungen von Screens auch vor anderen Kunstlichtquellen wie Lampen schützen. Dafür gibt es Blaulichtfilterbrillen mit orangefarbenen Gläsern, die blaue Lichtfrequenzen zu über 95 Prozent herausfiltern. Normale Bildschirmbrillen mit farblosem Glas sind für abends zu schwach. Sie bekommen Blaulichtfilterbrillen unter anderem im Internet unter www.innovative-eyewear.de oder unter https://raoptics.com/. Keine Sorge, es gibt auch optische Blaulichtfilterbrillen mit über 95 Prozent Schutz, diese benötigen einen Kantenfilter von 550 nm. Alternativ können Sie sich Clip-ons besorgen, die Sie auf Ihre normale Brille stecken können.

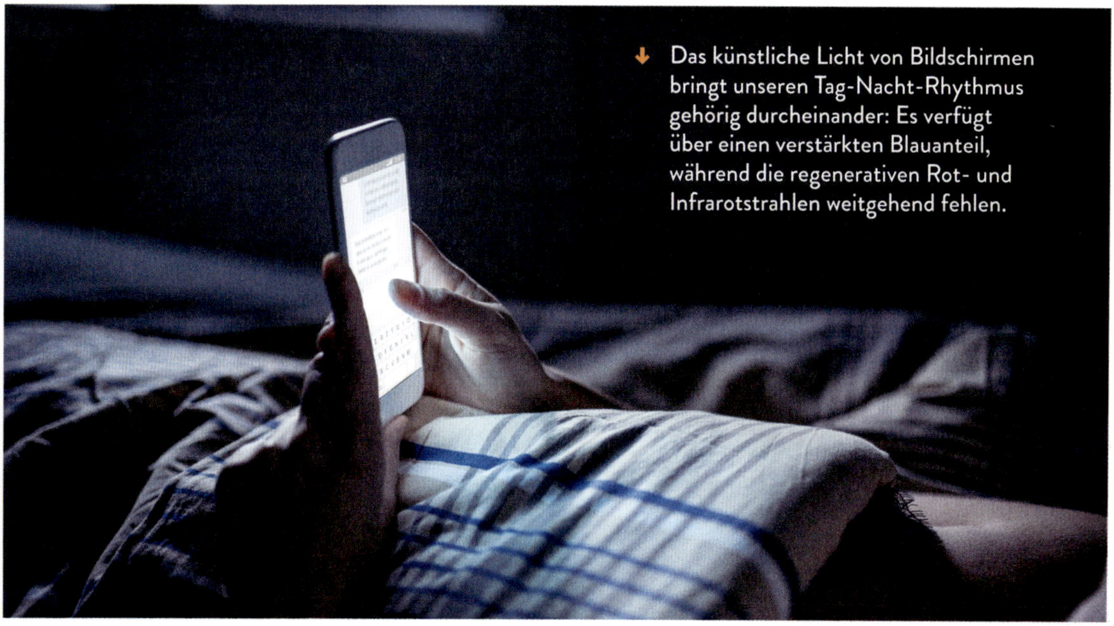

↓ Das künstliche Licht von Bildschirmen bringt unseren Tag-Nacht-Rhythmus gehörig durcheinander: Es verfügt über einen verstärkten Blauanteil, während die regenerativen Rot- und Infrarotstrahlen weitgehend fehlen.

GLOBALES EXPERIMENT MIT UNBEKANNTEM AUSGANG

Vor gut einem halben Jahrhundert verfasste der russische Forscher Yuri Kholodov das Buch „Man in the Magnetic Web". Lange bevor der Mobilfunk aufkam, wies Kholodov darauf hin, dass unsere Biosphäre in ein Meer elektromagnetischer Wellen getaucht ist. Und das hat Auswirkungen auf den Organismus. Für seine Forschung verbrutzelte Kholodov ein paar Kaninchenhirne. Er schickte ihnen ein pulsierendes Magnetfeld durch die Rübe und stellte danach einen deutlich erhöhten Zelltod fest. 1969 wiederholten die amerikanischen Wissenschaftler Howard Friedman und Robert J. Carey diesen Versuch und fanden weitere Auswirkungen: ein geschwächtes Immunsystem im Gehirn, eine gesteigerte Cortisolausschüttung sowie in der Folge eine schlechtere Verstoffwechselung von Glukose.

Seit der Einführung der Mobiltelefone und der WLAN-Technologie haben sich die elektromagnetischen Umwelteinflüsse erheblich erhöht. Jedes Lebewesen auf der Erde ist kontinuierlich dem Einfluss von EMF ausgesetzt, die neben Mobiltelefonen von Antennen, Routern und allen möglichen anderen drahtlosen Kommunikationsmitteln, wie etwa Bluetooth, ausgehen. Doch wir sehen es nicht und spüren es nicht. Also ignorieren wir es.

Von den heutigen Kommunikationsmethoden war damals noch keine Rede. Dennoch kamen schon Ende der 1970er- und in den Achtzigerjahren Diskussionen über eine potenzielle Gefahr von niederfrequenten EMF auf, wie sie von Stromleitungen, TV- oder Radargeräten herrührten. Mobile Kommunikation nutzte zunehmend die hochfrequenten EMF.

Ionisierende Strahlung, wie radioaktive oder Röntgenstrahlen, spüren wir ebenfalls nicht, obwohl sie zu zellulären oder DNA-Schäden führen können. Warum also glauben wir, dass niederfrequente Strahlung keine Auswirkungen auf unseren Körper haben könnte? Ein Teil der Antwort liegt sicherlich darin, dass sich die Wissenschaft auf die thermischen Wirkungen von EMF konzentriert. Die Effekte der Handystrahlen sind vergleichbar mit jenen einer Mikrowelle: Wassermoleküle und andere Teilchen geraten in Schwingung, was zu einer Erwärmung führt. Doch die Forschung nur auf die thermischen Wirkungen zu beschränken, greift zu kurz. Denn eine Veränderung der elektrischen Ladung auf einer biologischen Ebene löst Veränderungen im gesamten Organismus aus. Heutige EMF beeinträchtigen unseren Energiehaushalt und die Kommunikation der Zellen untereinander. Das lässt uns innerlich früher altern.

Der letzte Schrei technologischer Entwicklung ist 5G, die fünfte Generation bei Mobilfunk, die weltweit gerade ausgerollt wird. 5G hat viele Gegner und erhitzt die Gemüter. 5G arbeitet mit erweiterten Frequenzbereichen. Das ermöglicht Übertragungsraten von bis zu 10 Gigabit pro Sekunde, was automatisierte Fabriken ebenso blitzschnell mit Daten versorgen kann wie autonom fahrende Autos oder smarte Haushaltsgeräte.

Schon in den 1970er- und 1980er-Jahren gab es Diskussionen über eine potenzielle Gefahr von niederfrequenten elektromagnetischen Feldern durch Stromleitungen, TV- oder Radargeräte.

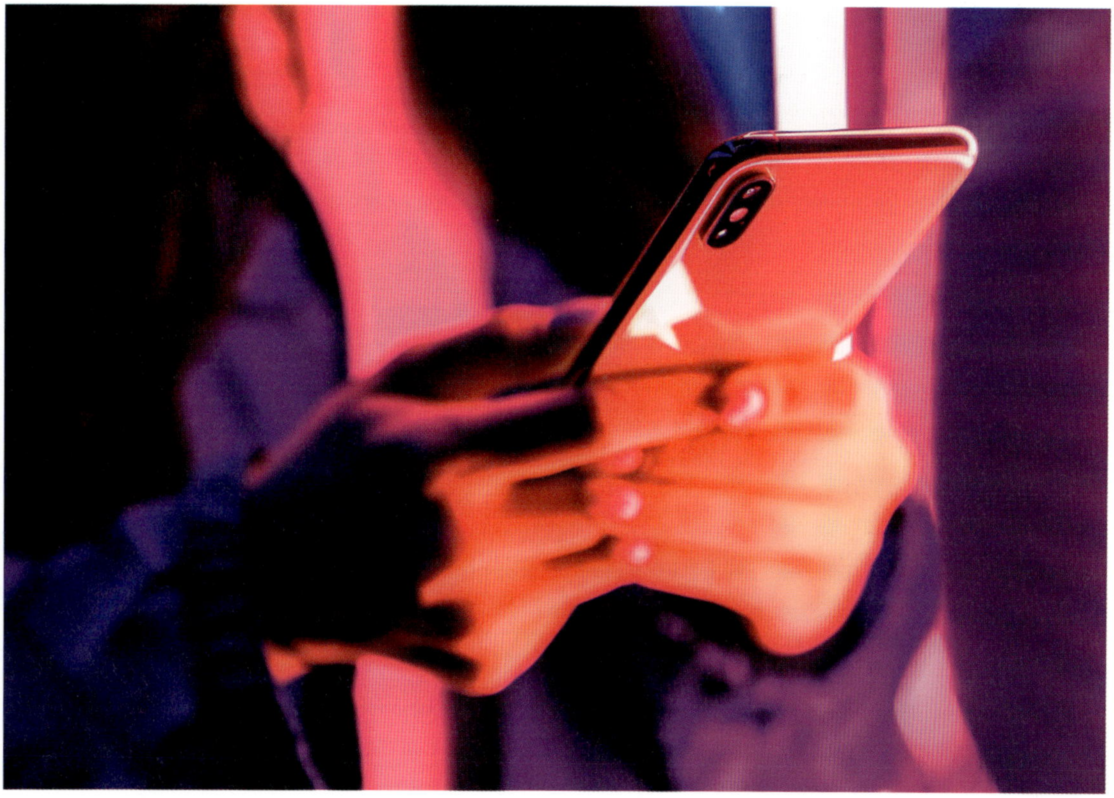

Streitpunkt 5G

—

WÄHREND MOBILFUNK-BETREIBER und Industrie von den Möglichkeiten dieser digitalen Zukunft schwärmen, haben sich erstmals gut 200 Wissenschaftler und Mediziner aus 36 Ländern zusammengetan und warnen explizit vor den Gefahren von 5G: Es werde einen enormen Anstieg der ungewollten Belastung durch EMF mit sich bringen, und daher fordern sie die EU auf, der Entschließung des Europarats (Resolution 12608) zu folgen, indem eine unabhängige Task Force zur Neubewertung der Gesundheitsfolgen berufen und bis zu einem Ergebnis der Ausbau gestoppt wird. „5G wird die Exposition gegenüber hochfrequenten elektromagnetischen Feldern (RF-EMF), die bereits über die Strahlung von 2G, 3G, 4G, WLAN etc. vorhanden ist, erheblich erhöhen. Es wurde nachgewiesen, dass RF-EMF für Menschen und Umwelt schädliche Folgen haben", schreiben die unterzeichnenden Wissenschaftler in dem Brief an die EU. (http://www.5gappeal.eu)

Doch während etwa die Schweiz schon 2018 wegen gesundheitlicher Bedenken einen höheren Grenzwert für Sendeanlagen abgelehnt hat, schiebt die Europäische Kommission die Verantwortung auf die Länder ab. Demnach liege die Hauptverantwortung für den Schutz der Bevölkerung vor potenziell schädlichen Auswirkungen von EMF bei den Mitgliedstaaten, einschließlich der Wahl der Maßnahmen, die zu ergreifen sind. Ausgerechnet Österreich ist in Sachen 5G ganz vorne dabei und hat im März 2019 den Testbetrieb des Hochfrequenznetzes für 200 Testkunden gestartet. Bis 2022 soll die Hälfte Österreichs abgedeckt sein. Das sieht nicht zuletzt der Präsident der österreichischen Ärztekammer, Dr. Thomas Szekeres, kritisch. Er verweist auf die Fakten der Internationalen Agentur für Krebsforschung (IARC), die bereits 2011 Funkstrahlung aufgrund epidemiologischer Studien über Hirntumore als möglicherweise krebserregend für den Menschen eingestuft hat. Seitdem hätten zusätzliche Studien die Annahme eines kausalen Zusammenhangs zwischen Mobiltelefonnutzung und Krebs erhärtet. „Auf Basis der bisherigen Informationen ist durch den Aufbau von 5G mit einer weiteren, und zwar erheblichen, schon derzeit vielerorts zu intensiven Hochfrequenzexposition der Bevölkerung zu rechnen. Riesige Datenmengen mittels Mikrowellentechnik im unmittelbaren Lebensbereich des Menschen zu übertragen, ist aus ärztlicher Sicht als eine Fehlentwicklung zu sehen", betont Szekeres. Biologische Effekte durch nicht natürliche EMF betreffen veränderte Tag-Nacht-Rhythmen, die zu Stressreaktionen führen, bis hin zu Veränderungen auf Zellniveau. Sowohl die WHO als auch die Ärztekammer haben Empfehlungen für den Umgang mit EMF ausgesprochen, die wir Ihnen ans Herz legen möchten.

10 medizinische Handy-Regeln

01 Prinzipiell gilt: So wenig und so kurz wie möglich telefonieren – Festnetz verwenden oder SMS schreiben. Kinder sollten Handys nur für den Notfall mitführen!

02 „Der Abstand ist dein Freund" – das Handy während des Gesprächsaufbaus von Kopf und Körper fernhalten. Achten Sie auf den in der Bedienungsanleitung vom Hersteller empfohlenen Abstand. Nutzen Sie die eingebaute Freisprecheinrichtung oder ein Headset!

03 Bei Verwendung von Headsets oder integrierter Freisprecheinrichtung Handys nicht unmittelbar am Körper positionieren – besondere Vorsicht gilt hier für Schwangere. Bei Männern sind Handys in der Hosentasche ein Risiko für die Fruchtbarkeit. Personen mit elektronischen Implantaten (Herzschrittmacher, Insulinpumpen etc.) müssen auf Abstand achten. Wenn nicht anders möglich: äußere Rocktasche, Rucksack oder Handtasche verwenden!

04 Möglichst nicht in Fahrzeugen (Auto, Bus, Bahn) telefonieren – ohne Außenantenne ist die Strahlung im Fahrzeug höher. Zudem wird man abgelenkt und man belästigt in öffentlichen Verkehrsmitteln die Mitreisenden!

05 Während des Autolenkens herrscht absolutes SMS- und Internetworking-Verbot – die Ablenkung führt zur Selbstgefährdung und zur Gefährdung anderer Verkehrsteilnehmer!

06 Zu Hause und am Arbeitsplatz über das Festnetz telefonieren – Internetzugang über LAN-Kabel strahlt nicht, ist schnell und datensicher. Dauerstrahlende DECT-Schnurlostelefone, WLAN-Access-Points, Datensticks und LTE-Homebasis-Stationen (Box, Cube etc.) sollten vermieden werden!

07 Gehen Sie öfter offline oder verwenden Sie den Flugmodus – für Funktionen wie z. B. Musikhören, Kamera oder Wecker ist nicht immer eine Internetverbindung notwendig!

08 Weniger Apps bedeuten weniger Strahlung – minimieren Sie die Anzahl der Apps und deaktivieren Sie die meist überflüssigen Hintergrunddienste Ihres Smartphones. Das Deaktivieren von „Mobile Dienste" / „Datennetzmodus" macht aus dem Smartphone wieder ein Handy. Sie sind weiterhin erreichbar, vermeiden aber viel unnötige Strahlung durch Hintergrunddatenverkehr!

09 Vermeiden Sie das Handytelefonieren an Orten mit schlechtem Empfang (Keller, Aufzug etc.) – in solchen Situationen steigert das Handy die Sendeleistung. Verwenden Sie bei schlechter Empfangsqualität ein Headset oder die Freisprecheinrichtung!

10 Beim Kauf von Handys auf einen möglichst geringen SAR-Wert sowie einen externen Antennenanschluss achten!

Quelle: Österreichische Ärztekammer

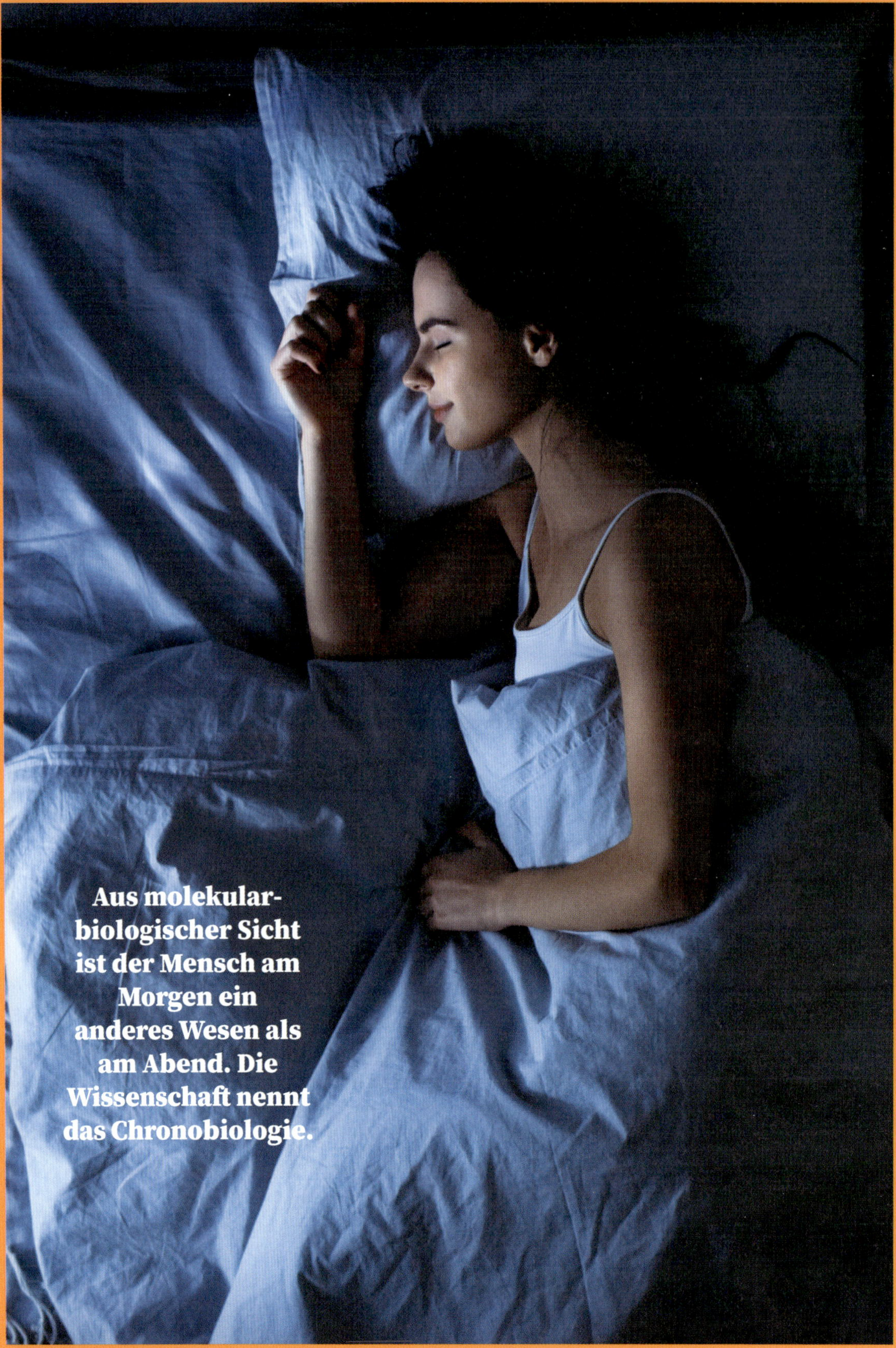

Aus molekularbiologischer Sicht ist der Mensch am Morgen ein anderes Wesen als am Abend. Die Wissenschaft nennt das Chronobiologie.

IM RHYTHMUS DER NATUR: DER 24-STUNDEN-TAKT

Das Flugzeug ist gelandet, Sie sind endlich am Ziel. Doch kaum sind die Koffer ausgepackt, macht sich statt Urlaubsstimmung Müdigkeit bemerkbar. Also ab ins Bett, denken Sie sich, aber obwohl Sie vom Langstreckenflug wie gerädert sind, will der Schlaf einfach nicht kommen. Und dann quält Sie mitten in der Nacht plötzlich der Hunger. Die innere Uhr lässt grüßen!

WER HAT AN DER UHR GEDREHT?

Jeder, der schon einmal mit dem Flugzeug ein paar Zeitzonen übersprungen hat, kennt das Phänomen Jetlag. Sie erleben auf unangenehme Weise, dass der Körper einem inneren Zeitgeber folgt. Denn jeder Prozess, der im menschlichen Organismus stattfindet, hat seine Zeit. Um den Jetlag rasch zu überwinden, hilft es, sich am Zielort tagsüber möglichst im Freien aufzuhalten. Denn vor allem das Sonnenlicht sagt unserer Master-Clock, wie spät es ist.

Unser gesamter Organismus unterliegt einem rhythmischen Zyklus. Die Tageszeit bestimmt, welche Prozesse im Körper ablaufen. Stoffwechsel, Hormonhaushalt, Pulsfrequenz, die Funktion der Organe, ja sogar Gene funktionieren je nach Uhrzeit anders. Aus molekularbiologischer Sicht ist also der Mensch am Morgen ein anderes Wesen als am Abend. Die Wissenschaft nennt das Chronobiologie.

Der zentrale Taktgeber dieses Rhythmus ist der Nucleus Suprachiasmaticus. Den Ausdruck können Sie gleich wieder vergessen, außer Sie treten bei der Millionenshow an. Wichtig ist nur zu wissen, dass es sich dabei um unsere Master-Clock handelt, unseren inneren Zeitgeber. Diese Master-Clock ist mit den Nervenbahnen der Augen verbunden, die Meldung darüber machen, ob es draußen gerade hell oder dunkel ist oder ob viel oder wenig Blaulicht vorhanden ist, damit sich die Master-Clock richtig einstellen kann. Das ist von elementarer Bedeutung, denn wie ein Dirigent sorgt die Master-Clock dafür, dass die vielen biologischen Prozesse im Körper, die von Nebenuhren, sogenannten „Slave Clocks“, gesteuert werden, harmonisch zusammenspielen.

Was macht das mit einem Menschen, wenn es für ihn weder Sonnenaufgang noch Sonnenuntergang gibt?

Mit den Rhythmen des Lebens hat sich die Wissenschaft lange nicht beschäftigt. Erst durch die Raumfahrt tauchte die Frage auf, was es mit einem Menschen macht, wenn es für ihn weder Sonnenaufgang noch Sonnenuntergang gibt. Das veranlasste die Forscher dazu, Experimente mit Freiwilligen zu machen, die für eine gewisse Zeit in Höhlen oder von der Außenwelt abgeschirmten Räumen ohne Uhr und Sonnenlicht lebten. Zu den Pionieren gehörte hier der deutsche Mediziner und Verhaltensphysiologe Jürgen Aschoff, der zusammen mit Erwin Bünning und Colin Pittendrigh als Begründer der Chronobiologie gilt. Seine Experimente bewiesen, dass der Körper in etwa einen 24-Stunden-Rhythmus beibehält. Jedoch zeigte sich auch, dass die Uhren nach einiger Zeit etwas langsamer liefen als die der Umwelt, sodass sich 25-Stunden-Rhythmen ergaben. Daraus schlossen die Experten, dass die innere Uhr immer wieder einen Abgleich benötigt, um mit dem 24-Stunden-Wechsel Schritt halten zu können. Dieser Uhrenvergleich erfolgt über das Sonnenlicht. Dank dieser Experimente wurde festgestellt, dass der Mensch sowohl von endogenen, also inneren, wie exogenen, also äußeren Einflüssen gesteuert wird.

VON LERCHEN UND EULEN

Manche Menschen springen um sechs Uhr morgens gut gelaunt aus dem Bett und haben bis zehn Uhr schon ihr halbes Tagwerk verrichtet. Andere kommen in der Früh nur schwer aus den Federn und haben lange Anlaufzeiten, in denen sie kaum eines vernünftigen Gedankens fähig sind. Ansprechbar sind sie erst nach dem zweiten

Kaffee. Dafür sind sie am Abend topfit und werden in der Nacht so richtig kreativ. Das sind klassische Eulen. Die Frühaufsteher hingegen sind spätestens nach dem Hauptabendprogramm reif fürs Bett. Für Partys sind die Lerchen, wie die Forscher diesen Chronotypen nennen, dann kaum noch zu begeistern.

Ob man Lerche oder Eule ist, ist übrigens genetisch determiniert. Sie sollten sich also besser mit ihrem inneren Vogel anfreunden und wenn möglich Ihr Leben nach diesem Biorhythmus ausrichten. Wobei nicht jeder Mensch eindeutig Lerche oder Eule ist. Mehr als die Hälfte der Menschen sind Mischtypen. In vielen Fällen hält Blaulichtexposition am Abend länger munter und man glaubt fälschlicherweise, dass man eine waschechte Eule ist. Übrigens verändert sich der Biorhythmus im Laufe des Lebens.

Wer kleine Kinder hat, kennt das: Spätestens im Morgengrauen ist es vorbei mit der elterlichen Nachtruhe. Die lieben Kleinen sind putzmunter und voller Energie. Haben Sie Geduld, das ändert sich wieder. Denn sobald die Kinder die Pubertät erreichen, werden aus den Lerchen Eulen. Das liegt an der verschobenen Ausschüttung von Melatonin, das bei Jugendlichen erst später am Abend einsetzt und auch morgens länger im Körper bleibt, bevor es abgebaut wird.

↓ Freunden Sie sich besser an mit Ihrem inneren Vogel – und richten Sie wenn möglich Ihr Leben nach diesem Biorhythmus aus.

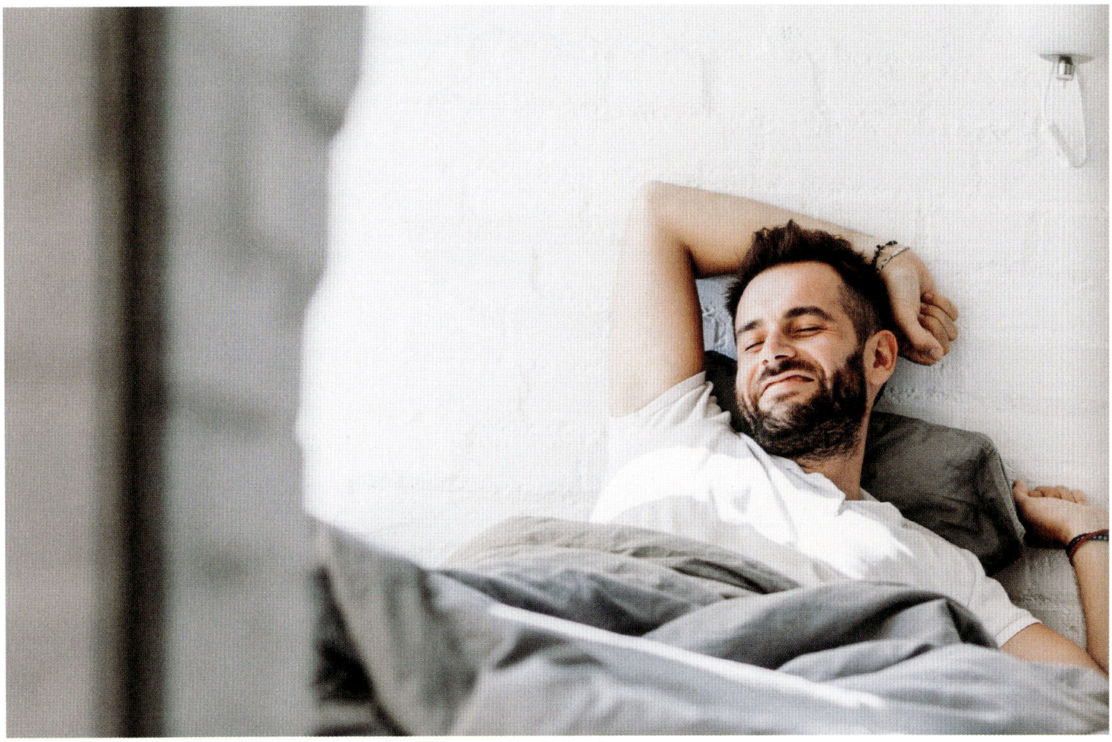

Etwa ab dem 20. Lebensjahr wird man zu dem Chronotypen, der einem in die Wiege gelegt worden ist. Das verändert sich dann das gesamte Erwachsenenalter nicht mehr. Erst in den goldenen Jahren des Lebens verschiebt sich der Chronotyp wieder: Ältere Menschen werden wieder zu Lerchen. Sie wachen früher auf, werden aber auch früher müde. Das liegt wieder am Melatoninspiegel, der im Alter abnimmt und zusätzlich leichter durch Blaulichtbelastung zerstört wird. So beträgt mit 70 Jahren die Melatoninausschüttung nur noch ein Zehntel des Wertes eines Kindes.

Etwa ab dem 20. Lebensjahr wird man zu dem Chronotypen, der einem in die Wiege gelegt worden ist.

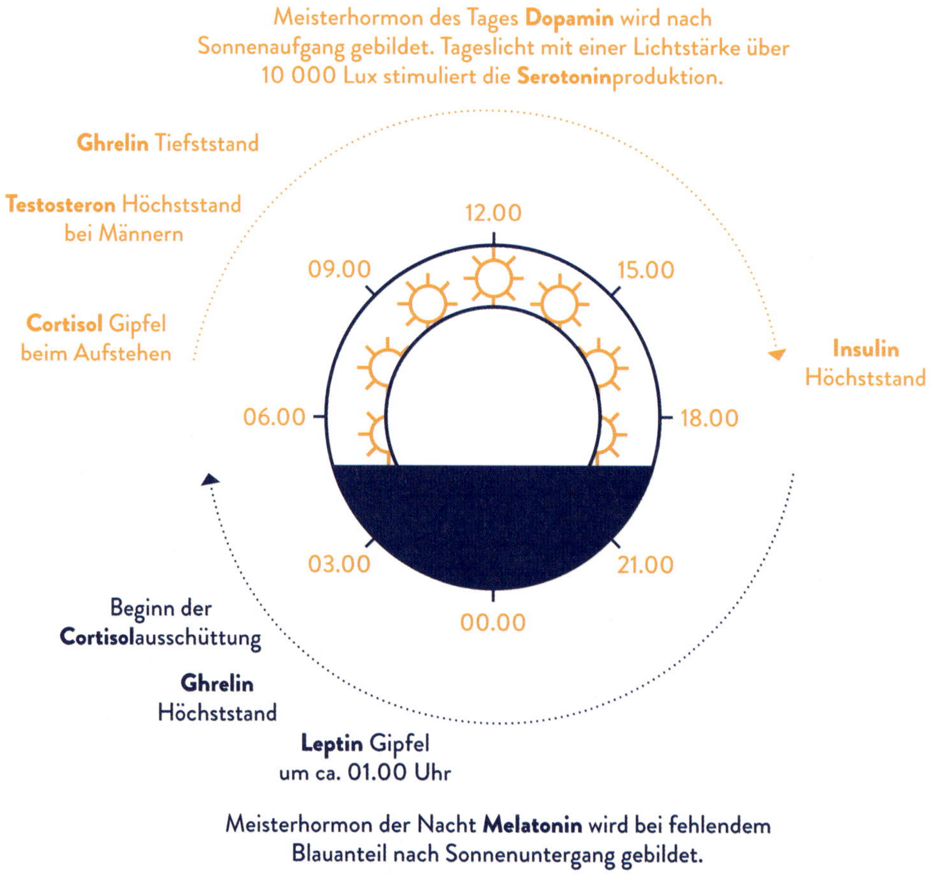

Nach: Circadian clock control of endocrine factors Karen L. Gamble, Ryan Berry, Stuart J. Frank and Martin E. Young; Nature Reviews Endocrinology · May 2014

ALLES HAT SEINE ZEIT

In der traditionellen chinesischen Medizin (TCM) wird schon seit Jahrtausenden auf die verschiedenen menschlichen Zyklen geachtet. Den Erkenntnissen der TCM zufolge unterliegt der menschliche Körper einem täglichen Energiekreislauf (Qi), und alle Organsysteme durchlaufen Phasen mit stärkerer oder schwächerer Aktivität. Inzwischen hat sich auch die westliche Medizin mit der chronobiologischen Uhr auseinandergesetzt und wissenschaftlich bewiesen, dass tatsächlich alles seine Zeit hat. So läuft beispielsweise die Verdauung tagsüber auf Hochtouren, nachts hingegen kehrt Ruhe ein. Während wir schlafen, werden andere Hormone produziert als während des Tages. In der Nacht läuft das Immunsystem auf Hochtouren, der Stoffwechsel reguliert sich und der Körper ist mit Reparaturarbeiten beschäftigt.

Ganz allgemein sind etwa zwischen 9 und 12 Uhr und zwischen 15 und 17 Uhr unsere leistungsstarken Phasen. Über Mittag und ab 18, 19 Uhr ist eher mentale Flaute angesagt. Das ist aber nicht in Stein gemeißelt und variiert von Mensch zu Mensch.

Ab 6 Uhr kommt der Körper langsam wieder in die Gänge: Das Muntermacherhormon Cortisol ist schon bald auf seinem Höchststand, und sobald Blaulicht auf unsere Lider und die Netzhaut trifft, wird das Schlafhormon Melatonin zerstört und unser Körper schaltet auf Tagesbetrieb. Das Verdauungssystem ist nun bereit für das Frühstück, damit die leeren Energiespeicher wieder gefüllt werden. Und die Hormone, die in der Nacht in den Drüsen produziert wurden, warten jetzt darauf, dass durch UVA-Licht der Release-Button gedrückt wird. Am Morgen ist das Blut auch stark von Sexualhormonen durchflutet. Eigentlich wäre jetzt die beste Zeit für Sex.

Ab 9 Uhr steigen unsere geistigen Fähigkeiten. Doch auch die Gehirnleistung hat während des Tages starke Phasen und dann wieder ein Zwischentief. Sie kennen das sicher. Nach dem Mittagessen, zwischen 13 und 14 Uhr, befällt einen gerne Müdigkeit. Da braucht man dann den extra starken Espresso. Doch wenn Sie ehrlich sind – so wirklich viel hilft der meistens auch nicht. Besser funktioniert ein kurzer Spaziergang an der frischen Luft, da bekommen Sie auch gleich ein bisschen Sonnenlicht ab. Gegen 15 Uhr hat man das Tief meistens überstanden und kann wieder die volle Leistung abrufen.

Die beste Zeit für Sport ist am Nachmittag. Da ist unsere Körpertemperatur etwas höher als in der Früh, und unsere Muskeln

SETZEN SIE IHR MORGENDLICHES TAGSIGNAL!

–

Versäumen Sie nie einen Sonnenaufgang. Wenn Sie eine Lerche sind, wird Ihnen das leichtfallen, Eulen tun sich da ein wenig schwerer. Was Sie sicher schaffen, ist, gleich nach dem Aufstehen zum Fenster zu gehen. Lassen Sie Ihr Handy liegen und machen Sie stattdessen das Fenster auf, schauen Sie, wie das Wetter ist, und atmen Sie die frische Morgenluft ein. Lassen Sie das Tageslicht ohne Brille und Kontaktlinsen an Ihre Augen. Wenn Sie eine Terrasse oder einen Garten haben, gehen Sie hinaus. Es wird Ihre Lebensgeister wecken. Wichtig ist, dass Sie in der Früh ein Tagsignal setzen und es der Master-Clock ermöglichen, sich richtig einzustellen. Dann laufen die inneren Uhren den ganzen Tag runder. Fünf Minuten reichen dafür schon. Sie werden merken, dass es Ihnen guttut und Sie munterer in den Tag starten.

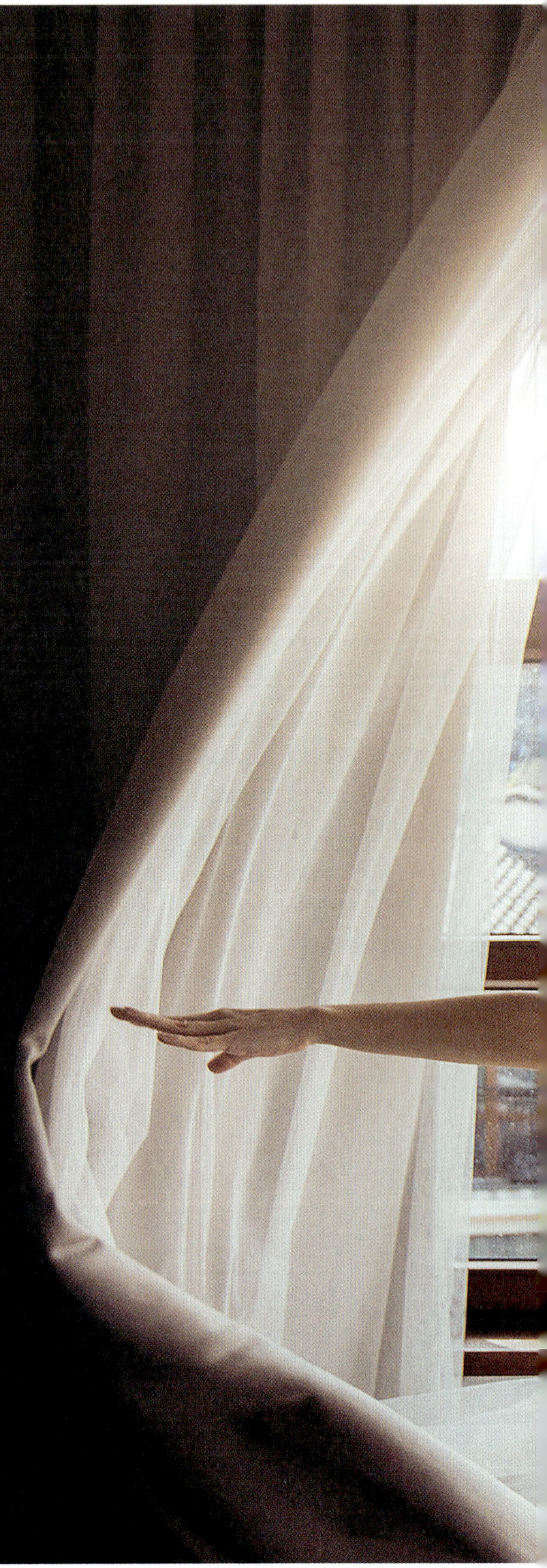

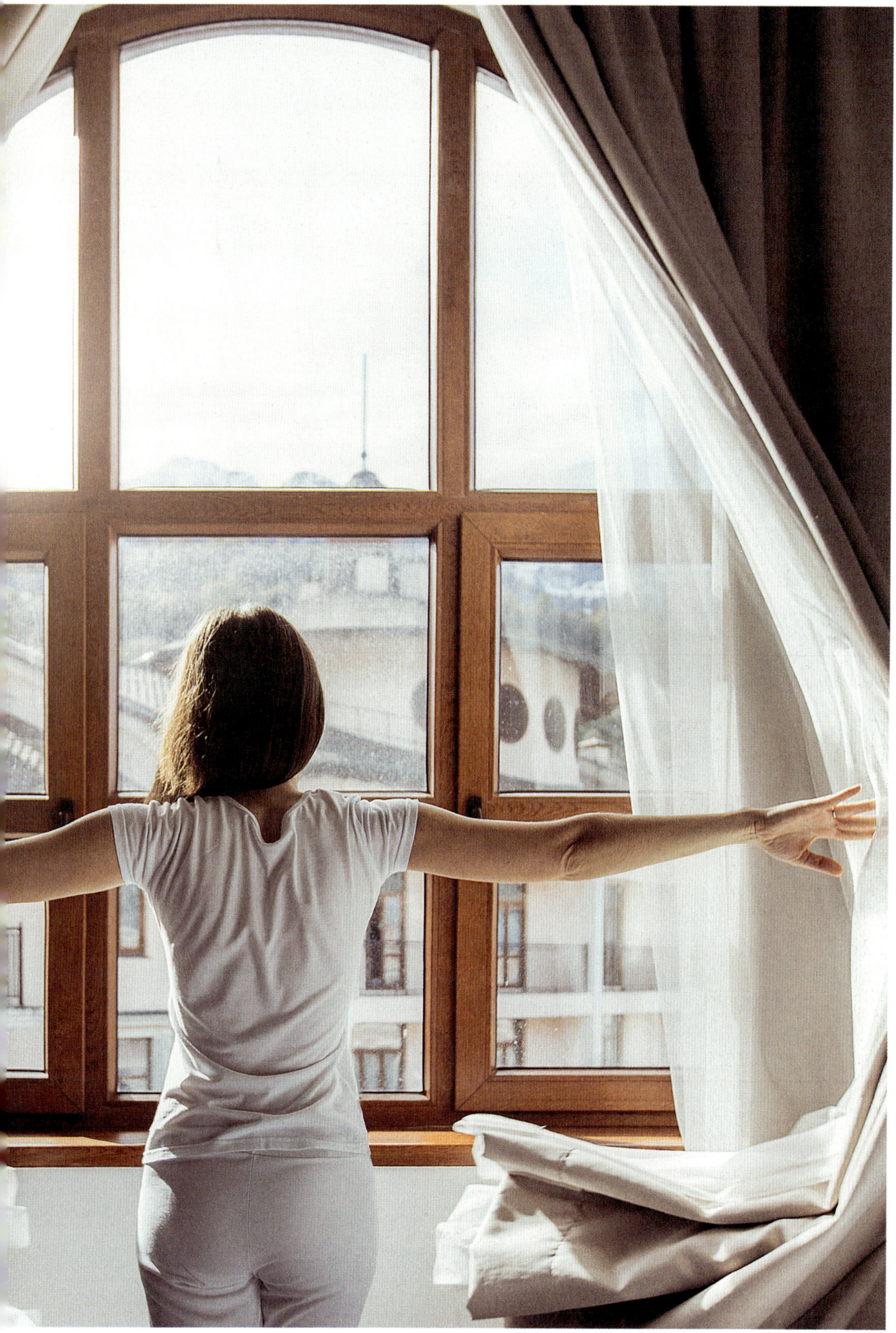

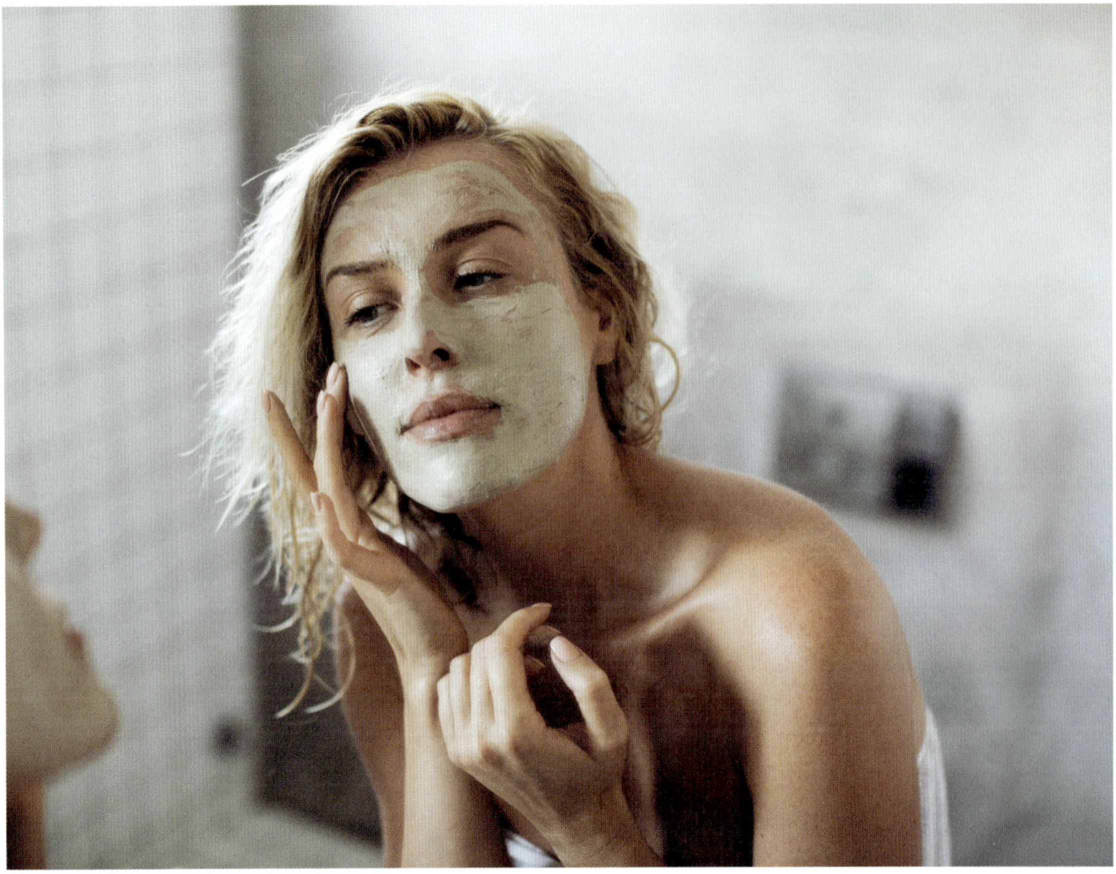

Abends ist auch die beste Zeit, um Ihre Haut zu verwöhnen. Ob Peeling, Maske oder eine nährende Creme: Abends und nachts wirken sie besonders gut, weil sich die Haut bis in die frühen Morgenstunden erneuert.

sind wärmer und beweglicher. Auch die Atemfrequenz nimmt am Nachmittag zu, und wir haben ein schnelleres Reaktionsvermögen, weil das Gehirn mit viel Sauerstoff versorgt wird. Wenn Sie optimale Resultate wollen, trainieren Sie nach dem Mittagstief, also zwischen 15 und 18 Uhr. Angeblich werden in dieser Zeit auch die meisten Rekorde von Hochleistungssportlern aufgestellt.

Am Abend stellt sich nicht nur der Körper, sondern auch das Denkorgan langsam auf die Ruhephase um. Wenn das Blaulicht aus dem Tageslicht verschwunden ist und es dunkel wird, will unser Körper die Aktivität herunterfahren. Blutdruck und Herzschlag signalisieren Ruhezeit, der Melatoninspiegel steigt, und auch der Verdauungstrakt ist nicht mehr bereit, Arbeit zu leisten. Schützen Sie sich mit Blaulichtfilterbrillen vor Blaulichtbelastung, damit genügend Melatonin produziert wird. Oder wenn Sie es romantisch wollen, kuscheln Sie mit Ihren Liebsten bei Kerzenlicht!

TRAINING – AM BESTEN DRAUSSEN UND TAGSÜBER!

–

Machen Sie Ihr Krafttraining in der Natur oder zumindest unter freiem Himmel. Im Tageslicht kann der Körper optimal aufbauen, weil die Kraftwerke der Zellen genügend Energie zur Verfügung stellen. Abends indoor und unter Blaulichtbelastung zu trainieren, ist hingegen keine so gute Idee und stresst den Körper. Das trifft auch für erschöpfendes Ausdauertraining zu. Für viele ist Laufen weniger Entspannung, als sie denken, weil die Dosis zu hoch ist. Dann schüttet der Körper die Stresshormone Noradrenalin, Adrenalin und Cortisol aus. Er geht in den Kampf- und Fluchtmodus, weil er glaubt, Sie laufen vor etwas davon. Die Folge: Das Immunsystem wird unterdrückt – das ist übrigens messbar – und die Infektionsabwehr sinkt. Außerdem können die Mitochondrien nicht mehr ausreichend ATP zur Verfügung stellen. Bitte nicht falsch verstehen: Sport ist gesund, auch Ausdauersport, aber übertreiben Sie es nicht.

DAS DUNKELHORMON – WÄCHTER ÜBER TAG UND NACHT

Können Sie sich noch an Ihre letzte durchgemachte Nacht erinnern? Oder eine Nacht, in der Sie schlecht geschlafen haben? Mit den meisten Menschen ist dann am nächsten Tag relativ wenig anzufangen. Abgesehen von körperlicher Müdigkeit will auch das Gehirn nicht so richtig funktionieren. Nur eine einzige durchwachte Nacht lässt Sie spüren, wie wichtig das Wechselspiel zwischen Aktivität und Ruhe ist.

Der Superstar unter den Hormonen, der wie kein anderes Hormon unseren Schlaf-Wach-Rhythmus steuert, ist Melatonin. Es wird bei Dunkelheit zuerst in den Augen und dann hauptsächlich in der Zirbeldrüse produziert. Es schaltet den Steuerungshebel im Körper auf Nachtbetrieb. Diese Information wird an das Gehirn und an alle anderen Organe in unserem Körper weitergegeben. In der Folge beginnt beispielsweise das Gehirn, wichtige Informationen vom Tag zu sortieren und ins Langzeitgedächtnis zu speichern, während die Organe die Regeneration einleiten. Gegen 23 Uhr steigt der Pegel des Melatonins auf das Achtfache des Tagespensums – vorausgesetzt, wir stören den natürlichen Prozess nicht durch künstliche Lichtquellen wie etwa LED-Lampen oder Bildschirme.

Melatonin wirkt übrigens mithilfe von Rezeptoren auch an anderen Stellen im Körper. Über diese Andockstellen löst Melatonin unterschiedliche biochemische Prozesse aus, die so ebenfalls im Tag-Nacht-Rhythmus gesteuert werden. „Stellen Sie sich ein Türschloss vor, das nur von außen zu öffnen ist. Melatonin ist quasi der Schlüssel, mit dem Sie eintreten können, und setzt bei diesem Vorgang, vereinfacht gesagt, zum Beispiel Enzyme oder Kalzium frei und somit wichtige Prozesse für unseren Körper in Gang“, beschreibt der Chronobiologe Jan-Dirk Fauteck diesen Vorgang in seinem Buch „Melatonin: Das Geheimnis eines wunderbaren Hormons“. Diese Melatoninrezeptoren sind im ganzen Körper zu finden: im Rückenmark, der Netzhaut, der Milz, der Leber, der Niere, im Herz, der Lunge, ja selbst in den Hoden, den Eierstöcken und Blutgefäßen.

DER MUNTERMACHER

Neben Melatonin spielt das Hormon Cortisol eine wichtige Rolle im „24-Stunden-Rhythmus“. Ab 3 Uhr steigt es langsam an und bringt uns in der Früh sukzessive auf Trab. Den höchsten Wert erreicht es beim Aufstehen und sinkt dann im Laufe des Morgens wieder ab. Am niedrigsten ist es um Mitternacht. Cortisol sorgt dafür, dass wir uns während des Tages wacher fühlen, es verbessert unsere Aufmerksamkeit und unterstützt uns in Stresssituationen. Auch wenn wir Sport betreiben, wird es ausgeschüttet. Muss in anspruchsvollen Situationen Leistung erbracht werden, werden zuerst die Stresshormone Noradrenalin und Adrenalin freigesetzt, und darauf folgt das Cortisol. So ist man gewappnet für die Flucht vor dem Säbelzahntiger.
Doch zu viel des Guten ist kontraproduktiv.

Waren früher Stresssituationen von kurzer Dauer, leiden wir in unserer heutigen Welt oft unter Dauerstress. Das wäre damit vergleichbar, als hielten Sie sich den Säbelzahntiger als Haustier. Das führt dazu, dass Cortisol den ganzen Tag über in höheren Dosen produziert wird. Längerfristig kann das zu Bluthochdruck,

Serotonin spielt eine entscheidende Rolle im Tag-Nacht-Rhythmus, denn aus Serotonin wird Melatonin gebildet. Ein Mangel an Serotonin kann zu Schlafstörungen, Antriebslosigkeit und Erschöpfung führen. ↓

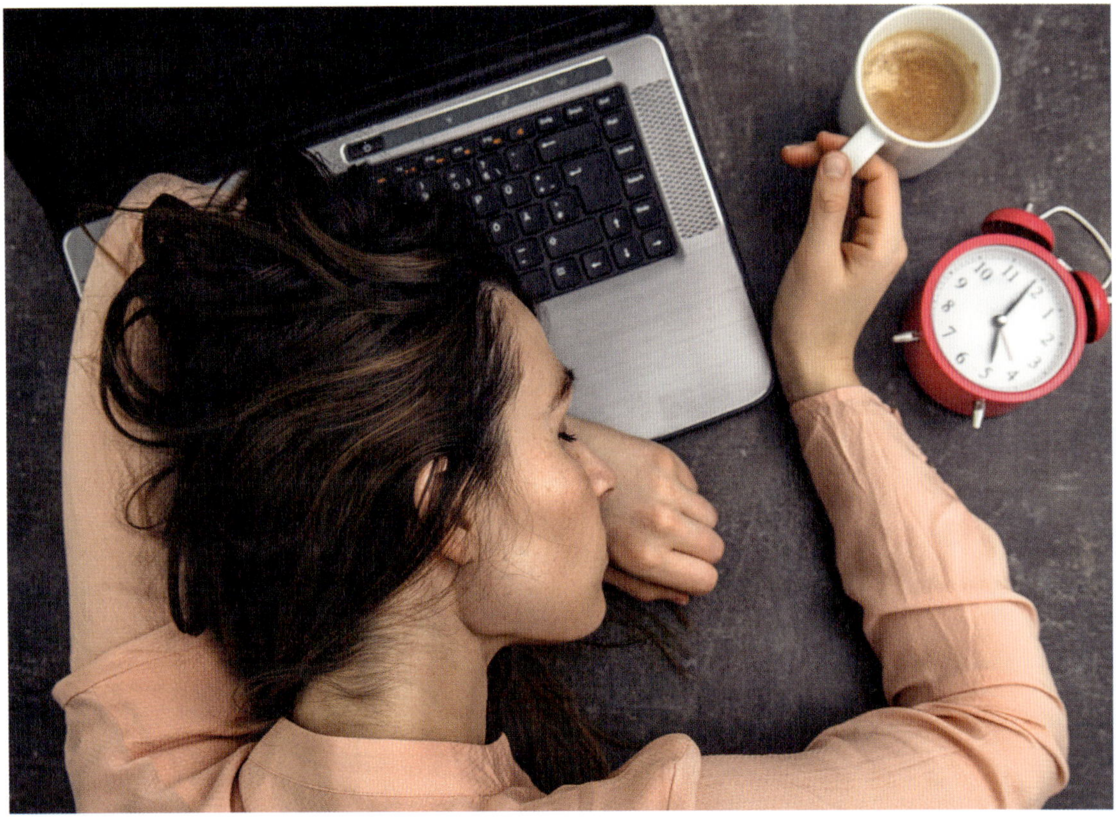

einer Fehlfunktion des Immunsystems und vor allem zu Schlaflosigkeit führen. Ist am Abend die Cortisolmenge zu hoch, kann das die Melatoninfreisetzung beeinflussen – ein Teufelskreis entsteht, und unser Schlaf-Wach-Rhythmus kommt aus dem Gleichgewicht.

DAS GLÜCKSHORMON, DAS AUCH DEM SCHLAF HILFT

Melatonin und Serotonin sind das Powerduo schlechthin. Serotonin ist vielen als das Glückshormon bekannt, aber es kann noch viel mehr, als nur für gute Laune zu sorgen. Es spielt eine entscheidende Rolle im Tag-Nacht-Rhythmus, denn aus Serotonin wird Melatonin gebildet. Deshalb kann ein Serotoninmangel zu Schlafstörungen, Antriebslosigkeit und Erschöpfung führen.

Serotonin steuert die Bewegungen des Magen-Darm-Trakts, beeinflusst das Herz-Kreislauf-System, fördert die Blutgerinnung und ist wichtig für die Regeneration der Organe.

Serotonin ist einer der wichtigsten Botenstoffe und wird für viele Körperfunktionen benötigt: Es steuert beispielsweise die Bewegungen des Magen-Darm-Trakts, beeinflusst das Herz-Kreislauf-System, fördert die Blutgerinnung und ist bedeutsam für die Regeneration von diversen Organen wie etwa Leber- und Bauchspeicheldrüse. Zudem hat Serotonin Einfluss auf die Erweiterung oder Verengung von Blutgefäßen. In den Muskeln wirkt das Hormon gefäßerweiternd, sodass die Durchblutung steigt. In Lunge und Nieren hingegen verengen sich die Gefäße durch die Hormoneinwirkung. Insgesamt hat Serotonin einen maßgeblichen Einfluss auf den Blutdruck.

Eine besonders wichtige Rolle spielt Serotonin im Magen-Darm-Trakt, wo sich rund 90 Prozent des körpereigenen Botenstoffs befinden. Dort fördert es die Darmbewegung und den Transport des Nahrungsbreis. Wird Ihnen übel oder müssen Sie sich übergeben, wird dieser Reiz ebenfalls von Serotonin kommuniziert.

Aktiviert wird das Hormon vor allem durch die Sonne. Damit der Körper Serotonin erzeugen kann, benötigt er als Grundstoff die essenzielle Aminosäure L-Tryptophan, die sich in Nahrungsmitteln wie Hülsenfrüchten, Nüssen, Obst, Kakao, Milchprodukten, Seafood, Fleisch oder Hühnereiern befindet. Weil Serotonin die Blut-Hirn-Schranke nicht passieren kann, muss das Gehirn sein eigenes Serotonin herstellen. Tryptophan schafft es nämlich, durch die Blut-Hirn-Schranke zu schlüpfen, und bildet auch im Gehirn den Basisstoff für die Herstellung.

Was jedoch kaum jemand weiß: Für die Bildung von Serotonin benötigen wir zusätzlich Vitamin D, das die Umwandlung von Tryptophan zu Serotonin reguliert. Damit das wirklich klappt, brauchen wir aber sulfatiertes, also natürlich durch die Sonne gebildetes Vitamin D (siehe Seite 11–17). Oral aufgenommenes Vitamin D hilft uns hier nicht. Tanken Sie also im Sommer so viel Sonne wie möglich und füllen Sie Ihre Vitamin-D-Speicher auf, damit Sie happy durch den Winter kommen.

Schokolade macht glücklich! Dieses Argument für Genuss ohne schlechtes Gewissen ist weit verbreitet. Sie haben sicher auch schon gehört, dass Nahrungsmittel wie Schokolade, Bananen oder ein Teller Nudeln die Stimmung heben, weil sie den Serotoningehalt im Gehirn steigern.

Damit Serotonin im Gehirn optimal funktioniert, brauchen wir einen weiteren alten Bekannten, die Omega-3-Fettsäure mit EPA und DHA. EPA erhöht die Freisetzung von Serotonin aus den Neuronen, während DHA die Serotonin-Rezeptoren für den Botenstoff zugänglicher macht.

Mangel an Sonnenlicht ist weltweit eine Epidemie geworden, und die meisten Menschen essen auch nicht genug Seafood. So ist es wenig überraschend, dass unzureichende Mengen an natürlich gebildetem Vitamin D sowie an Omega-3-Fettsäuren weit verbreitet sind und daher die Serotoninsynthese im Gehirn in unserer modernen Welt nie optimal abläuft, wie Studien belegen.

„Schokolade macht glücklich!“ Dieses Argument für Genuss ohne schlechtes Gewissen ist weit verbreitet. Sie haben sicher auch schon gehört, dass Nahrungsmittel wie Schokolade, Bananen oder ein Teller Nudeln die Stimmung heben, weil sie den Serotoningehalt im Gehirn steigern. Das liegt jedoch nicht am Tryptophan in den Lebensmitteln, sondern am Zucker, der kurzfristig zu einer Freisetzung von Insulin führt. Es ist das Insulin, das dem Gehirn bei der Aufnahme von Tryptophan hilft. Weil die Natur für alles eine Lösung parat hält, gibt es zu den Kohlenhydraten, die in unseren Breitengraden ja nur in der warmen Jahreszeit vorkommen, auch eine Lösung für die kalte Saison: In dem Fall helfen Fett und Kälte bei der Tryptophanaufnahme im Gehirn.

An dieser Stelle sei noch darauf hingewiesen, dass der Serotonin-Stoffwechsel im Gehirn ein Balanceakt sowie eine Frage des Gleichgewichts aus hormoneller Steuerung und unserer Biochemie

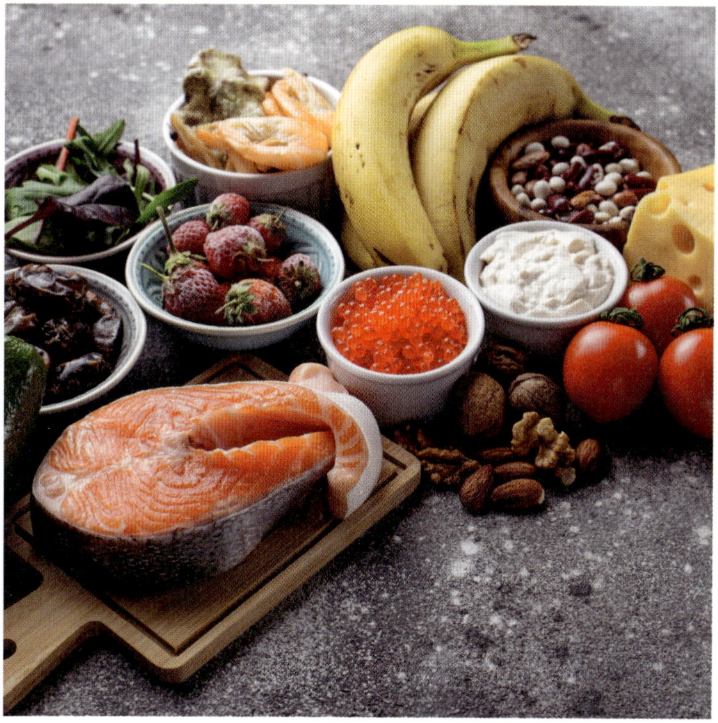

←
Damit der Körper Serotonin erzeugen kann, benötigt er als Grundstoff die essenzielle Aminosäure L-Tryptophan, die sich in Hülsenfrüchten, Nüssen, Obst, Kakao, Milchprodukten, Seafood, Fleisch oder Hühnereiern befindet.

ist. So liegt zwar bei Depressiven oft eine niedrigere Konzentration von Serotonin vor, doch können sowohl zu niedrige als auch zu hohe Serotoninspiegel Depressionen verursachen. Eine Erklärung dafür würde hier allerdings den Rahmen sprengen.

Feinschmecker schwören darauf, dass der Genuss von Schokolade, Eis oder anderen Süßigkeiten sofort Glücksgefühle auslöst. Das stimmt auch, aber dafür ist nicht das Serotonin zuständig, sondern ein ganz anderer Botenstoff, nämlich Dopamin. Dopamin spielt eine wichtige Rolle im Belohnungssystem. Aktiviert wird es durch unterschiedliche Reize: Süßigkeiten etwa oder ein heißes Date, Sex, aber auch Sport. Dopamin motiviert uns so, bestimmte Dinge ständig zu wiederholen. Entwickelt hat sich dieser Mechanismus vermutlich, um uns zur Selbsterhaltung zu motivieren. Das Belohnungssystem gibt es übrigens auch bei Tieren.

Schokolade wird oft in besonderen Situationen gegessen, als süße Belohnung oder als Trost. So bekommt die Schoki eine emotionale Bindung, und sobald man sie isst, wird Dopamin ausgeschüttet und löst Glücksgefühle aus. Wie Experimente gezeigt haben, genügt es meist schon, nur Bilder von Schokolade zu sehen, um in Aussicht auf den Genuss Glücksgefühle zu bekommen. Bei Menschen, die keinen süßen Gaumen haben, löst auch Schokolade kein Glücksgefühl aus.

ESSEN WIE KAISER, KÖNIG UND BETTELMANN

Zu wenig Schlaf macht dick. – Das überrascht Sie jetzt, oder? Okay, es ist ein bisschen vereinfacht, aber wie Sie gleich sehen werden, gibt es einen engen Zusammenhang zwischen genügend Schlaf und Übergewicht. Das alles hängt wieder mit unserer inneren Uhr zusammen, die ebenfalls von der Ernährung beeinflusst wird, und zwar sowohl davon, was wir essen, als auch, wann wir es essen. Die Hormone, die unseren Hunger, das Sättigungsgefühl und den Stoffwechsel steuern, folgen einem bestimmten Rhythmus. Die wichtigsten von diesen Hormonen sind Leptin, Insulin, Cortisol und Ghrelin.

Cortisol fördert den Fettstoffwechsel und reguliert den Kohlenhydrathaushalt. Da es abends am niedrigsten ist, belastet ein üppiges Nachtmahl den Körper.

Cortisol etwa fördert den Fettstoffwechsel und reguliert den Kohlenhydrathaushalt. In der Früh ist der Wert am höchsten und fällt dann. Idealerweise frühstücken Sie jetzt, denn das hilft beim Cortisol-Switch. Außerdem kann der Körper in der Früh besser Kohlenhydrate verarbeiten als am Abend. Da Cortisol am Abend und zur Nacht hin am niedrigsten ist, ist ein üppiges und kohlenhydratlastiges Abendessen für den Körper belastend. Es wird Ihnen sicher schon aufgefallen sein, dass Sie nach einem späten und reichhaltigen Mahl nicht besonders gut schlafen. Studien zufolge hat spätes Essen negative Auswirkungen auf die Melatoninproduktion, was Ihren Schlaf beeinträchtigt.

Für das Hungergefühl sorgt das Hormon Ghrelin, das während des Tages etwa alle sechs Stunden Hunger signalisiert. Produziert und freigesetzt wird es von der Magenschleimhaut und der Bauchspeicheldrüse. Nach dem Essen sinkt die Ghrelin-Konzentration im Blut wieder ab und ein Sättigungsgefühl setzt ein. Neben dem Appetit regt Ghrelin auch die Bildung des Bauchfetts an. Übrigens haben Studien gezeigt, dass proteinreiches Essen den Ghrelinwert schneller sinken lässt. Mehr Proteine machen Sie also schneller satt, und Sie bleiben es auch länger. Der Gegenspieler zum Ghrelin ist Leptin. Es ist unser natürlicher Appetitzügler. Den höchsten Wert erreicht es zwischen Mitternacht und den frühen Morgenstunden und verhindert so, dass wir in der Nacht aufwachen, weil wir hungrig sind. Leptin ist aber viel mehr als nur Appetitregler, es ist ein wahres Superhormon. Übrigens führt zu wenig Schlaf zu einer stärkeren Ghrelinproduktion, während die Leptinproduktion gebremst wird.

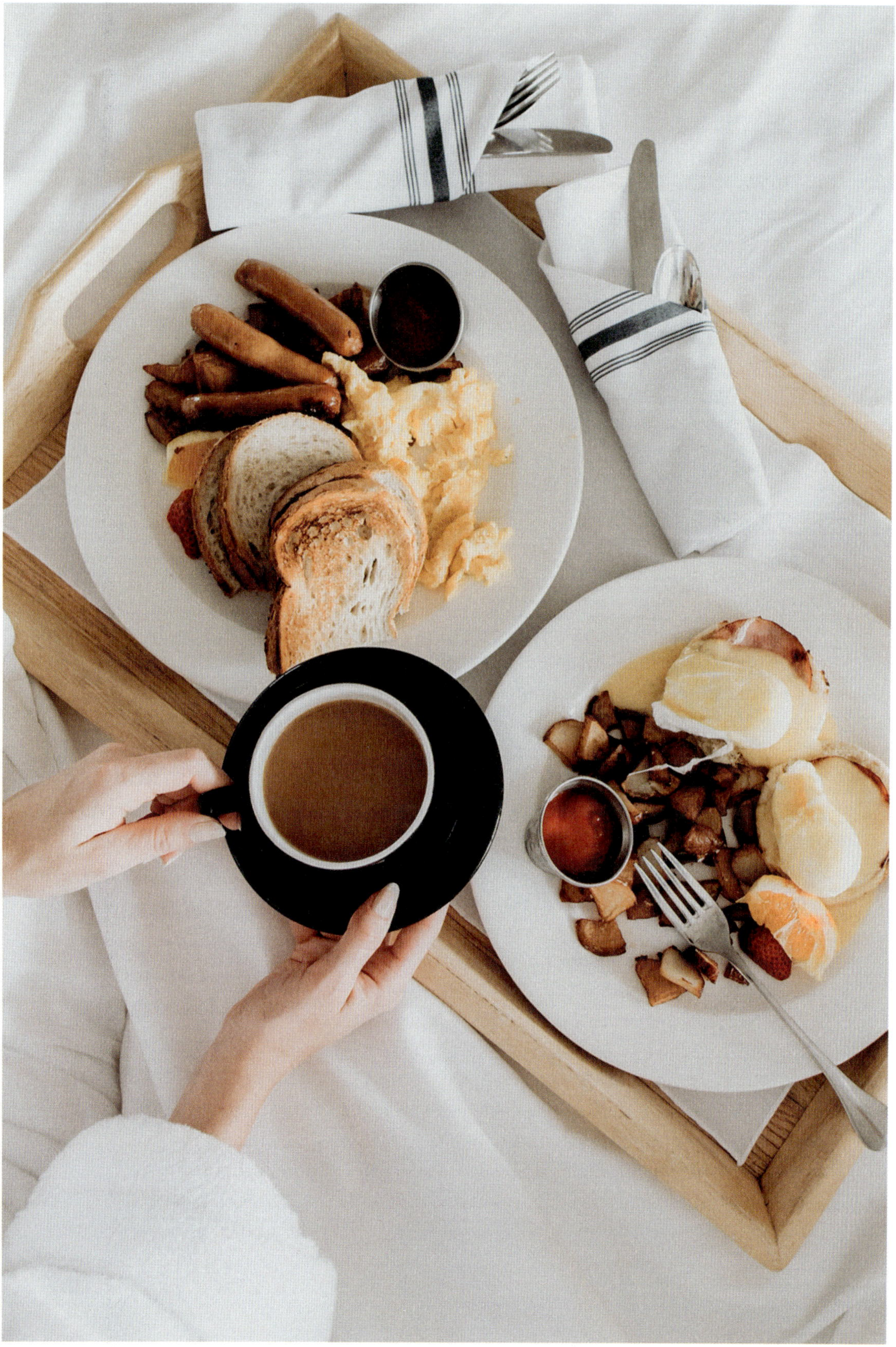

Das vierte Hormon, das Einfluss auf die Nahrungsaufnahme und Verarbeitung hat, ist Insulin. Es wird in der Bauchspeicheldrüse auch unabhängig von der Nahrungsaufnahme produziert. Wenn wir essen, steigt der Insulinspiegel, und die Nährstoffe werden in die Zellen aufgenommen. Allerdings hängt die Insulinausschüttung auch mit der Art der Nahrung zusammen. Es ist für Sie vermutlich nichts Neues, wenn wir Ihnen sagen, dass Zucker und raffinierte Kohlenhydrate viel Insulin anlocken. Wird zu viel Insulin produziert, wird der Überschuss, also die nicht in die Zellen geschleuste Energie, als Speicherfettdepot angelegt.

Interessieren wird Sie wahrscheinlich, dass es auch einen zeitabhängigen Faktor gibt. Snacken wir zwischen den Hauptmahlzeiten, kommt das Insulin von seinem Hoch nicht herunter, und der Snack wird zum Hüftgold. Wenn Sie es irgendwie schaffen, gönnen Sie Ihrer Verdauung Pausen und verkneifen Sie sich den Snack. Und ja, auch einen Softdrink oder einen Caffè Latte betrachtet ihr Körper leider als Snack.

Noch ein Wort zum Abendessen: Essen wir spätabends, wenn der Körper laut innerer Uhr schon auf metabolischer Sparflamme ist, und noch dazu kohlenhydratlastig, bringt das den ganzen Rhythmus durcheinander. Das kann zu nächtlichen Hungerattacken führen. Zu allem Übel schlafen wir auch noch schlecht.

Weil in der Natur immer viele Zahnrädchen ineinandergreifen, spielt auch Melatonin eine gewichtige Rolle bei der Regulation von Insulin. Das Nachthormon ist nämlich in der Lage, die nächtliche Insulinproduktion zu stoppen. Wird zu wenig Melatonin produziert, was durch hohe Cortisolwerte – sprich Stress, Blaulichtbelastung am Abend, aber auch durch Alkohol – passiert, werden Insulin und Ghrelin in der Nacht freigesetzt, und wir bekommen Hunger. Damit schließt sich der Kreis: Zu wenig Schlaf macht dick.

Zucker und raffinierte Kohlenhydrate locken Insulin an. Wird zu viel davon produziert, wird die nicht in die Zellen geschleuste Energie als Speicherfettdepot angelegt.

Ein paar Worte zu Alkohol, weil das sicher viele interessieren wird: Alkohol hat als Genuss-, Rausch- und Nahrungsmittel eine jahrtausendealte Tradition. Vermutlich sind alkoholhaltige Speisen so alt wie die Menschheit selbst. Die Natur hat den Menschen mit der Fähigkeit ausgestattet, Alkohol abzubauen, damit auch noch überreife Früchte verzehrt werden können, die bereits in Gärung übergangen sind. Die berauschende Wirkung war wohl eher eine zufällige Entdeckung. Alkohol ist vermutlich die älteste Droge und wurde bei vielen religiösen Riten verwendet.

Heute ist Alkohol das Suchtmittel Nummer 1 und fordert jährlich zahlreiche Todesopfer. Grundsätzlich kann der Köper mit Alkohol umgehen. Problematisch wird es, wenn täglich und in größeren Mengen konsumiert wird. Denn es lässt sich nicht beschönigen: Alkohol ist ein Zellgift. Darüber hinaus enthält er einfache Kohlenhydrate und Östrogen.

Wie immer ist es eine Frage der Dosis. Das Bundesministerium für Arbeit, Soziales, Gesundheit und Konsumentenschutz hat im „Handbuch Alkohol Österreich 2017“ den Schwellenwert für die risikoarme Dosis für Frauen mit 12 Gramm reinen Alkohol pro Tag und für Männer mit 24 Gramm angegeben. Das entspricht etwa einem Achtel Wein bei Frauen und einem Viertel Wein bei Männern, wobei ein Verzicht auf Alkohol an mindestens zwei bis drei Tagen pro Woche empfohlen wird. Die Gefährdungsgrenze wird mit 40 Gramm bei Frauen und 60 Gramm bei Männern angegeben. Übrigens: Den Spruch, es sei noch zu früh zum Trinken, können Sie getrost brechen. Denn am Abend getrunken, kostet uns der Alkohol den wichtigen Tiefschlaf und bringt uns in der Nacht um jegliche Regeneration.

Alkoholkonsum am Abend kostet uns den so wichtigen Tiefschlaf und bringt uns in der Nacht um jegliche Regeneration.

Bleibt die Frage: Wie isst man richtig? Der Spruch von Kaiser, König und Bettelmann hat viel Wahres. Frühstücken Sie rund eine halbe Stunde nach dem Aufstehen. Am Morgen sind die Energiespeicher geleert und der Körper braucht Nachschub. Wenn Sie gerne Kohlenhydrate essen, ist das der geeignete Zeitpunkt dafür, weil der Körper sie morgens am besten verarbeiten kann. Mittags können Sie zumindest in der hellen Jahreszeit auch noch Kohlenhydrate essen. Zum Abendessen sollten Sie darauf möglichst verzichten.

Für die Kohlenhydrataufnahme spielt die Jahreszeit eine wichtige Rolle. In den warmen und sonnenreichen Saisonen, in denen Kohlenhydrate natürlicherweise in der Natur vorkommen, können Sie mehr davon genießen. In der kalten Jahreszeit sollten Sie möglichst darauf verzichten. Darauf gehen wir später noch im Detail ein.

JETZT WILL ICH ES ABER GENAU WISSEN

Leptin, die Tankuhr

DAS GEHIRN ist als zentrales Steuerungsorgan der Pilot unseres Körpers. Der Pilot muss zu jeder Zeit über die Information verfügen, was im Körper, ja in jeder einzelnen Zelle, gerade abläuft. Weil es zu mühsam wäre, das alles selbst zu überprüfen, sind die Aufgaben aufgeteilt. Sehr wichtig für das Funktionieren unseres Körpers ist, dass wir über genügend Energiereserven verfügen. Stellen Sie sich vor, dem Flugzeug geht der Sprit aus – das wäre fatal. Deshalb benötigen wir eine Tankuhr, die dem Piloten, also unserem Gehirn, sagt, wie viel Energiereserven wir noch haben. Diese Tankuhr ist das Hormon Leptin. Es wird in erster Linie in den weißen Fettzellen hergestellt, aber auch die Zellen des Magen-Darm-Traktes bilden Leptin. Ist viel Leptin im Blut, vermittelt das Gehirn dem Körper ein Sättigungsgefühl. Die Nahrungsaufnahme wird gehemmt und der Stoffwechsel gesteigert.

Das Hormon gelangt über eine komplexe Signalübertragung im Bereich des Hypothalamus ins Gehirn. Dort sitzt auch die Master-Clock. Der Hypothalamus verbindet das Gehirn mit dem gesamten hormonellen System im Körper. Er ist das Drehkreuz zwischen Signalen aus Licht, Temperatur, der Nahrung und dem Hormonsystem. Er beeinflusst auch viele der wichtigsten Zentren im Gehirn.

Der Hypothalamus ist das Drehkreuz zwischen Signalen aus Licht, Temperatur, der Nahrung und dem Hormonsystem.

Das erste Leptin erhalten wir von unserer Mutter, wenn sie uns zum ersten Mal stillt. Diese Neugeborenenmilch, in der Fachsprache wird sie als Kolostrum bezeichnet, ist ein wahrer Wundercocktail für das Baby, denn es gibt ihm alles, was es zum Start ins Leben braucht. Normalerweise ist Kolostrum bis zu 14 Tage verfügbar, bevor daraus die reife Muttermilch wird. Für einen späteren gesunden Energiestoffwechsel ist es wichtig, dass Babys zumindest zu Beginn gestillt werden. Passiert das nicht, kann das unmittelbar bleibende Auswirkungen auf die Erbinformation haben und über eine Stummschaltung gewisser Genabschnitte die Signalgebung verändern, wie Forschungen zeigen. So kann es zu einer Neigung zu Fettleibigkeit kommen. Es gibt aber natürlich noch andere Auswirkungen. Keine Angst, nur weil Sie nicht gestillt wurden, heißt das nicht, dass Sie Ihr Leben lang mit Übergewicht zu kämpfen haben. Verstehen Sie es als einen gewissen Startnachteil.

LEPTINRESISTENZ – WENN DIE TANKUHR KAPUTT IST

Stellen Sie sich vor, Sie fahren mit dem Auto und Ihre Tankuhr ist kaputt. Wie weit könnten Sie fahren, wenn Sie nie wüssten, wie viel Treibstoff Sie noch haben? Was würden Sie tun, außer die Tankuhr reparieren zu lassen? Genau, Sie würden sicherheitshalber öfter tanken. Das passiert auch bei einer Leptinresistenz. Das Gehirn kann nicht sagen, wie der Energiestatus im Körper ist. Der Energiestatus sind Ihre Fettzellen. Leptin ist diese Verbindung vom Fett zum Gehirn.

Die meisten übergewichtigen Menschen produzieren besonders hohe Spiegel an Leptin. Wenn das Gehirn das von unseren Fettzellen gesendete Leptinsignal jedoch nicht mehr erkennt, erfolgt kein Sättigungsgefühl mehr, und es kommt zu mehr Nahrungsaufnahme und damit Gewichtszunahme – obwohl der Tank eigentlich voll ist. Leptinresistenz entsteht, wenn die Master-Clock durch fehlendes Tageslicht und Belastungen durch künstliche Frequenzen über eine längere Zeit falsch tickt.

Ist eine Leptinresistenz einmal vorhanden, gibt es auch mit allen anderen Hormonen Probleme. So werden etwa Schilddrüsenprobleme in Zusammenhang mit Übergewicht oft mit Leptin in Verbindung gebracht. Eine Leptinresistenz verhindert, dass Muskeln Fett verbrennen, weil der Grundumsatz herunterreguliert ist. Dieser Prozess wird als periphere (Muskel-)Leptinresistenz bezeichnet. Das ist eine der Ursachen, warum manche übergewichtigen Menschen trotz Bewegung kein Fett verbrennen können.

Einige der Organsysteme im Körper, die am meisten auf Energie angewiesen sind, sind an den Leptinstatus gebunden. Knochen sind unglaublich aktiv und passen sich abhängig von der Belastung durch Ab- oder Aufbau an. Um einem System so weitreichende Veränderungen zu ermöglichen, benötigt es große Energievorräte. Deshalb ist Leptin hier besonders wichtig. Es hat sich gezeigt, dass meist vor einer Osteoporose eine Leptinresistenz besteht.

Ein wahres energetisches Wunder ist die Schwangerschaft. Kaum überraschend hat Leptin bei der Steuerung der Fruchtbarkeit der Frauen ebenfalls die Finger im Spiel.
Ist ausreichend Energie für die Versorgung einer Schwangerschaft plus Stillzeit vorhanden, vermittelt Leptin diese Information ans Gehirn, und dieses erteilt den Eierstöcken den Arbeitsbefehl. Sinkt das Leptin aufgrund schwindender Fettzellen – wie es bei Anorexie oder Übertraining der Fall ist – ab, signalisiert das der Hirnanhangdrüse einen Energiemangel. Die Eierstöcke reagieren darauf, indem sie langsamer arbeiten oder gänzlich aufhören. Wenn eine Frau leptinresistent ist, wird sie große Schwierigkeiten haben, schwanger zu werden.

Leptin beeinflusst auch das Immunsystem im Gehirn. Es ist chemisch einem Entzündungsbotenstoff sehr ähnlich. Bei übergewichtigen Menschen mit einem hohen Leptinspiegel finden sich im Blutbefund häufig Minimalentzündungen. Das betrifft auch die entzündlichen Botenstoffe, die vom Bauchfett, das unter den Bauchmuskeln in der Bauchhöhle liegt, abgegeben werden. Diese sind sogar stark entzündlich.

WIE KANN MAN DER LEPTINRESISTENZ VORBEUGEN?

Alles, womit sich dieses Buch beschäftigt, trägt dazu bei!
Was sind Anzeichen dafür, dass man wieder leptinsensitiv ist?

* Der Schlaf verbessert sich, nach dem Aufstehen fühlt man sich erholt.
* Die Stimmung verändert sich zum Positiven.
* Das Gewicht wird sich zunächst nicht viel verändern, dazu muss man weitermachen! Männer werden einen rascheren Gewichtsverlust bemerken.
* Nach körperlicher Anstrengung verbessert sich die Erholung, und man bemerkt ein gestiegenes Energieniveau.
* Der Hunger wird weniger, das Verlangen nach Süßem verschwindet.

Wenn alle diese Anzeichen vorhanden sind, ist der Beginn mit einem Krafttraining zweimal wöchentlich sinnvoll (am besten im Freien)!

Bei den verschiedensten Stoffwechselstörungen ist Leptin meist der Vorbote. Das metabolische Syndrom zum Beispiel, das als nichtalkoholische Fettleberkrankheit bezeichnet wird und durch ein entzündlich aktives Fett in den Leberzellen gekennzeichnet ist, geht mit einer Leptinresistenz einher. Hohe Leptinspiegel bei Übergewicht können über Jahre eine sogenannte Insulinresistenz verursachen, bei der Insulin zwar produziert wird, aber an den Rezeptoren nicht mehr wirkt, wodurch sich der Blutzucker weiter erhöht. Wie ein Schlüssel, der plötzlich das Schloss nicht mehr sperren kann. Das wird als Prädiabetes bezeichnet. Wenn sich nichts daran ändert, erhöhen sich die Blutzuckerwerte so weit, dass man von Typ-2-Diabetes spricht. Die Werte sind dann dauerhaft erhöht. Irgendwann ist die Bauchspeicheldrüse erschöpft, und auch Tabletten reichen für die Senkung des Blutzuckers nicht mehr aus: Es muss nun zusätzlich Insulin zugeführt werden.

–

Typ-1-Diabetes ist im Gegensatz zu Typ-2-Diabetes eine Autoimmunerkrankung gegen insulinproduzierende Zellen in der Bauchspeicheldrüse. Typ-2-Diabetes wird hingegen mit Übergewicht in Verbindung gebracht. In beiden Fällen kann der Körper seinen Blutzuckerhaushalt nicht regulieren und die Zellen nicht mit dem notwendigen Zucker versorgen. Deshalb ergibt es Sinn, darauf zu achten, dass keine Leptinresistenz entsteht, weil diese meist fünf bis sieben Jahre vor der Insulinresistenz auftritt.

SO ERKENNEN SIE LEPTINRESISTENZ

Das Einfachste ist, in den Spiegel zu schauen: Wenn Sie übergewichtig sind, sind Sie definitiv Leptin-resistent. Und wenn Sie zwar schlank sind, aber immer noch großen Appetit haben und sich vor allem abends und nachts nach Kohlenhydraten sehnen, sind das ebenfalls Anzeichen für eine Leptinresistenz.

Wenn Sie nicht sicher sind, gibt es verschiedene Möglichkeiten, Leptinresistenz im Blut zu testen.

Um herauszufinden, ob eine Leptinresistenz vorhanden ist, reicht meist schon ein kurzer Blick in den Spiegel.

STOFFWECHSEL- RAMPE

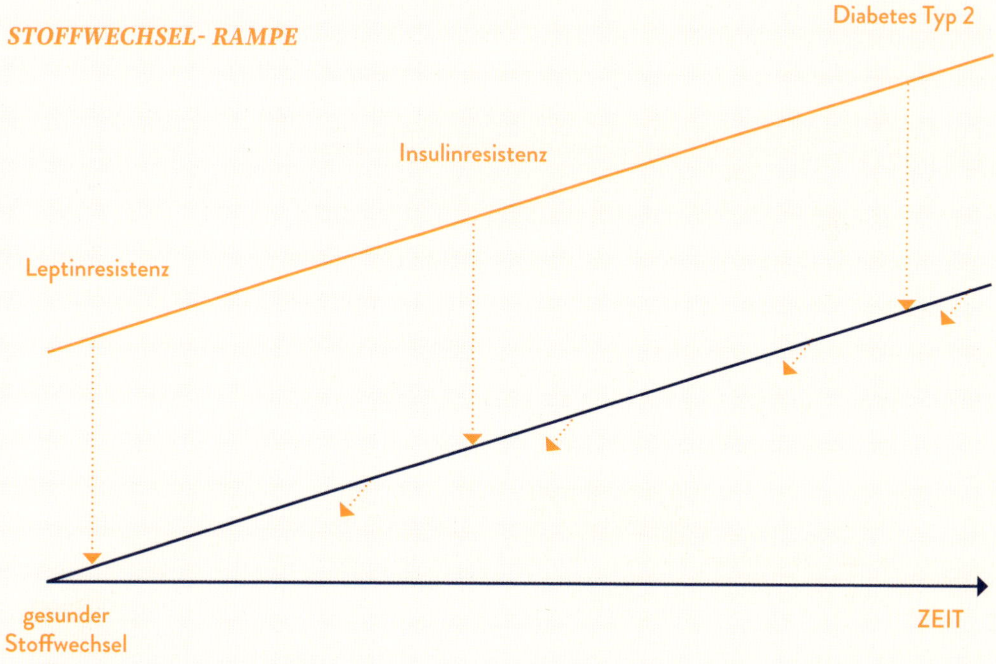

Und wenn Sie wissen wollen, wann Sie Ihre letzte Mahlzeit einnehmen sollten, dann schauen Sie aus dem Fenster. Solange es draußen hell ist, können Sie ohne schlechtes Gewissen essen.

Das ist im Sommer sehr einfach, aber im Winter in unserer Region ein Problem. Uns ist bewusst, dass Essen eine starke soziale Komponente hat. Versuchen Sie trotzdem, so früh wie möglich zu essen. Allein klappt das sicher ganz gut. Mit Familie, wenn Sie Gäste haben oder selbst Gast sind, ist das schwieriger. Wenn Sie später essen, verzichten Sie zumindest auf Kohlenhydrate. Low-Carb-Diäten sind derzeit in, das wird Ihnen die Gastgeberin oder der Gastgeber verzeihen.

Dinner Cancelling

Im Winter, wenn es früh finster wird, bietet sich die Gelegenheit zum Dinner Cancelling. 16 Stunden Fasten hält man über Nacht gut aus. Es macht uns energieeffizienter und steigert die Autophagie. Der berühmte österreichische Endokrinologe Professor Johannes Huber schlägt auf seiner Website vor, zumindest am Wochenende auf das Abendessen zu verzichten. Um das besser durchzuhalten, empfiehlt er, rechtzeitig heißen Tee zu trinken, um keinen Hunger aufkommen zu lassen. Dafür werden Sie am nächsten Morgen mit strahlendem Aussehen belohnt. „Wer es selbst einmal übers Herz bringt, mittags das letzte Mal zu essen und am nächsten Tag am Morgen sein Gesicht im Spiegel bewundert, der wird tatsächlich einen Unterschied zu jenen Tagen bemerken, an denen er am Abend den Magen gefüllt, unter Umständen sich an Alkohol und Nikotin versündigte und dann mit Nahrung und Suchtgiften beladen die Nacht unruhig verbracht hat", schreibt Huber auf seiner Website https://www.drhuber.at/dinner-cancelling/.

Und was rät Dr. Jack Kruse? „Was tun Sie, wenn Sie nicht vor 19 Uhr abendessen können? Trinken Sie Wasser, haben Sie Sex und gehen Sie früh zu Bett."

Zahlreiche Tipps gibt es auch im empfehlenswerten Buch „Der Jungbrunnen-Effekt. Wie 16 Stunden Fasten Ihr Leben verändert" von P. A. Straubinger, Margit Fensl und Nathalie Karré (2019).

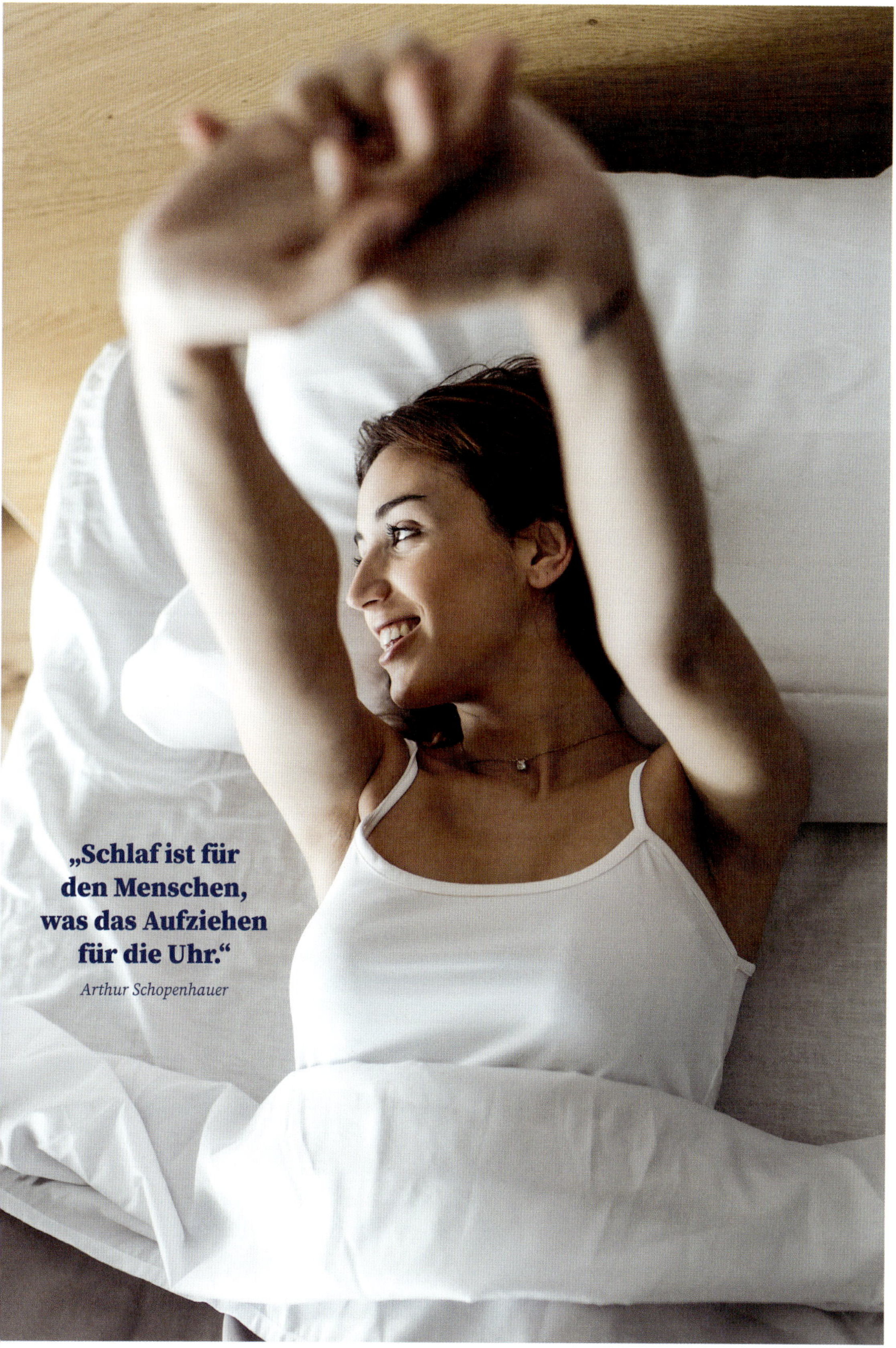
„Schlaf ist für den Menschen, was das Aufziehen für die Uhr.“
Arthur Schopenhauer

SCHLAFEN SIE SICH JUNG UND KLUG

Schlaf hat in unserer modernen Leistungsgesellschaft ein veritables PR-Problem und ist alles andere als sexy. Man brüstet sich damit, mit wie wenig Schlaf man auskommt. Bei Managern ist wenig Schlaf fast schon ein Statussymbol. Dabei sollten gerade Leistungsträger ausreichend schlafen, denn zu wenig Schlaf bedeutet schlechte mentale Performance. Ob Sie sich dessen bewusst sind oder nicht, wie Sie letzte Nacht geschlafen haben, hat wahrscheinlich einen größeren Einfluss auf Ihr Leben als das, was Sie essen, wie viel Sie essen und ob Sie Sport machen. Schlaf ist keine vergeudete Zeit, sondern absolut notwendig für die Gesundheit.

Rund ein Drittel seines Lebens schläft der Mensch. Das hat die Natur nicht umsonst so eingerichtet. Der Körper braucht die Ruhephase, um Reparaturarbeiten vorzunehmen, Infektionen zu bekämpfen und um Eindrücke und Erinnerungen zu sortieren und zu verfestigen. Guter Schlaf ist das beste Anti-Aging-Rezept. Zu wenig Schlaf lässt uns schneller altern, macht uns krankheitsanfälliger und beeinträchtigt unsere geistige Leistungsfähigkeit. Dabei kommt es nicht nur auf die Quantität, sondern vor allem auf die Qualität des Schlafes an.

Schlaf ist nur von außen betrachtet eine Zeit der Ruhe. Tatsächlich läuft der Organismus auf Hochtouren. So gehört die Nacht etwa dem Immunsystem, das nun ohne die körperliche Aktivität Energie an sich ziehen kann, um Krankheitserreger abzuwehren und Entzündungen einzudämmen. Besonders effektiv arbeitet das Immunsystem im Tiefschlaf.

Damit wir schlafen können, muss unser Körper Melatonin produzieren. Das passiert, sobald mit dem Sonnenuntergang Blaulicht aus dem natürlichen Licht verschwunden ist. Es sind rund vier Stunden Dunkelheit erforderlich, bevor Melatonin ausgeschieden wird.

Sobald durch die erhöhte Melatonin-Konzentration im Blut die Einschlafphase eingeleitet wurde, schalten die Systeme im Organismus auf Entspannung: Die Herzfrequenz nimmt langsam ab, Blutdruck und Körpertemperatur sinken, die Atmung wird flacher und regelmäßig und auch die Muskulatur und das Gehirn entspannen sich.

Für eine gute Regeneration müssen verschiedene Schlafphasen durchlaufen werden, in denen sich auch die Gehirnwellen verändern. Gehirnwellen sind Schwankungen der elektrischen

Spannung zwischen den Gehirnzellen, den sogenannten Neuronen. Da es sich um elektrische Spannung handelt, kann man sie mit einem EEG messen.

Gehirnwellen

* Gamma-Wellen treten im Wachzustand bei konzentriertem Arbeiten und Lernen auf. Auch bei Meditation kommen wir in den Gammazustand.
* Beta-Wellen entsprechen dem generellen Wachzustand.
* Alpha-Wellen treten auf, wenn wir zwar wach, aber sehr entspannt sind. Wir befinden uns zwischen dem Bewusstsein und dem Unterbewusstsein.
* Theta-Wellen bringen uns ins Traumland oder in einen Zustand der tiefen Meditation.
* Delta-Wellen treten im Tiefschlaf auf: Unser Bewusstsein ist komplett ausgeschaltet.

Im Schlaf durchlaufen wir fünf Phasen, die von unterschiedlichen Wellen gekennzeichnet sind und einen Zyklus bilden.

PHASE 1 Alphawellen – Geist in Ruhe, Augen geschlossen, aber noch bei Bewusstsein (Meditation)

PHASE 2 Thetawellen – leichter Schlaf

PHASE 3 Deltawellen – Tiefschlaf

PHASE 4 REM (Rapid Eye Movement, gekennzeichnet von schnellen Augenbewegungen) – Phase des Träumens

PHASE 5 Thetawellen oder leichter Schlaf – signalisieren das Ende eines Schlafzyklus

Ein Schlafzyklus dauert etwa 90 Minuten und sollte mehrmals durchlaufen werden. Die bekannte Empfehlung von 6 bis 8 Stunden Schlaf, die schon unsere Großeltern predigten, wenn die Enkerl nicht ins Bett wollten, ist durch zahlreiche Studien belegt. Schläft man weniger als 6 Stunden, beeinträchtigt das unsere Gesundheit und unsere Leistungsfähigkeit.

SLEEP IQ / SCHLAFPHASEN

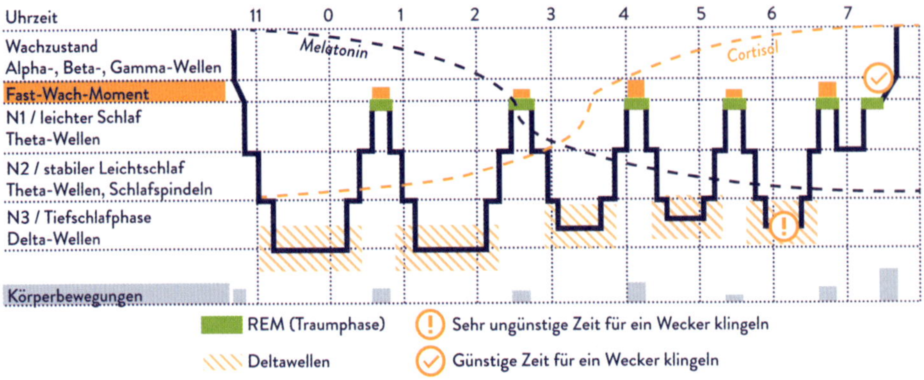

Die wichtigste Phase für die Regeneration ist die Tiefschlafphase. Hier findet der größte Teil des Regenerationsprozesses statt. Wachstumshormone werden hauptsächlich in dieser Phase produziert. Es ist der körpereigene Jungbrunnen, der nahezu überall im Körper für die Regeneration sorgt, indem alte, abgestorbene Zellen durch neue ersetzt werden. Es entstehen neue rote Blutkörperchen für die Sauerstoffaufnahme am nächsten Tag, neue Muskelfasern sowie Knochenmasse, und das Immunsystem erzeugt jede Menge Abwehrzellen. Wenn man sportlich aktiv war, findet das Muskelwachstum vor allem in der Tiefschlafphase statt. Mit anderen Worten: Im Tiefschlaf werden wir jünger, stärker und gesünder.

Besonders wichtig ist der Schlaf für das Gehirn. Das Gehirn macht jede Nacht Inventur und entscheidet, was unwichtig ist und hinausfliegt und welche Eindrücke und Fakten des Tages ins Langzeitgedächtnis gespeichert und dort mit bereits vorhandenen Erinnerungen verknüpft werden. Das ist äußerst wichtig für das Lernen und das Gedächtnis. Dazu gehören auch motorische Fähigkeiten. Was Sie während des Tages körperlich geübt haben, verfestigt sich im Schlaf erst so richtig. Sie können sich das ein bisschen vorstellen wie den Zwischenspeicher und den Hauptspeicher im Computer.

Während eines Tages werden die Eindrücke und Informationen im Hippocampus, unserem Zwischenspeicher, abgelegt. In der Nacht sortiert das Gehirn die Informationen und schiebt das Wichtige in den Cortex, das ist die Großhirnrinde, wo unser Hauptspeicher sitzt. Gänzlich als unwichtig erachtete Informationen werden gelöscht. So werden im Zwischenspeicher wieder Kapazitäten frei. Dies funktioniert über elektrische Signale, mit denen die Gehirnzellen kommunizieren. Kommt der Geist zur Ruhe, ändern die elektrischen Signale die Richtung. So werden unwichtige Informationen ausgelöscht und die Zellen für zukünftiges Lernen sensibilisiert. Die sinkende Körpertemperatur erhöht den regenerativen Gleichstrom in die entgegengesetzte Richtung, um die Nervenzellen zu regenerieren und die synaptischen Netzwerke zu stärken.

Neben dem Ordnen und Ausmisten der Erinnerungen und Informationen wird das Gehirn auch durchgeputzt. Das passiert über das glymphatische System. Dieses Wort setzt sich zusammen aus den Worten „Glia" und „lymphatisch". Wir haben in unserem Gehirn Gliazellen, die das Zellgewebe im Nervensystem des Gehirns bilden. Das Lymphsystem ist ein Netzwerk, das durch seine Lymphflüssigkeit Nähr- und Abfallstoffe durch den Körper transportiert und für die Immunabwehr wichtig ist.

Die REM-Phase ist unser interner Seelenklempner. In dieser Schlafphase träumen wir, verarbeiten Gedanken, Gefühle und Ängste und verankern Bewegungsabläufe im Gehirn.

Das erst 2013 entdeckte glymphatische System ist gleichsam das Lymphsystem für unser Gehirn. Das ist wichtig, weil sich täglich giftige Proteinabfälle und zelluläre Abfallstoffe darin ansammeln. Während des Tiefschlafs schrumpfen die Gliazellen im Gehirn, sodass die Gehirnflüssigkeit besser fließen und mehr Schadstoffe abtransportieren kann. Unser Gehirn wird in der Nacht also „durchgespült".

Die REM-Phase ist unser interner Seelenklempner. Es ist die Phase, in der wir träumen und Gedanken, Gefühle und Ängste verarbeiten. In dieser Phase verankern wir auch koordinative, instinktive Bewegungsabläufe in den dafür zuständigen Gehirnarealen. Auch die REM-Phase ist wichtig, denn zu wenig REM führt zu Gedächtnisschwäche, Konzentrationsproblemen und schlechter Stimmung.

Dieses Muster des Polaritätswechsels der elektrischen Ströme scheint für die Bildung und Regeneration neuer Erinnerungen wesentlich. Es erklärt auch, warum das Gedächtnis abnimmt und die Fähigkeit, Gewebe zu regenerieren oder zu heilen, verändert wird, wenn der Schlaf schlecht wird. Schlaf ist somit der ultimative Reset-Schalter im Gehirn, um Schäden, die während des Wachzustandes entstehen, zu reparieren.

Die Sleep Hacks von Schlafcoach Felix Weinzinger

SCHLAF IST ESSENZIELL für den Menschen und ausschlaggebend für die Leistungsfähigkeit am nächsten Tag. Für viele Menschen ist erholsamer Schlaf keine Selbstverständlichkeit. Diese wissenschaftlich belegten Methoden und Schlafroutinen helfen Ihnen dabei, schneller einzuschlafen, länger durchzuschlafen und energetisiert aufzuwachen.

→ EARTHING – WIE MAN SICH ERDET, SO SCHLÄFT MAN

Wer tagein, tagaus vor dem Computer sitzt, dem tut Erden besonders gut. Am schnellsten erdet man sich, indem man barfuß durch die Wiese, den Garten, den Wald geht oder die Füße in natürliche Gewässer steckt. Probieren Sie es doch das nächste Mal aus, wie es sich anfühlt. Sie werden die positive Wirkung des „Earthings“ sofort spüren. Der Körper wird mit jeder Menge Energie von der Erde durchströmt. So kann sich der Körper über das Erdmagnetfeld wieder mit Energie aufladen und Belastungen durch nicht natürliche elektromagnetische Frequenzen ausgleichen. Bemerkbar macht sich dieser Effekt in einem Wohlgefühl von Ruhe und Frieden. Stressniveau und Schmerzempfinden sinken bei vielen Menschen merklich ab. Während des Schlafens kommt es zu einer signifikanten Reduktion des Cortisol-Levels, wie Studien belegen. Ein geringerer Cortisol-Level bedeutet weniger Stress, und man schläft schneller und leichter ein.

→ EIN ZIMMER NUR FÜR DEN SCHLAF

Das Schlafzimmer sollte nur zum Schlafen und für die Romantik verwendet werden. Alles andere hat nichts im Schlafzimmer verloren. Der Mensch ist ein Gewohnheitstier: Tätigkeiten und Räume werden durch Gewohnheiten miteinander verbunden. Das ist auch für das Schlafengehen von essenzieller Bedeutung. Sobald Sie ins Schlafzimmer gehen, ist das gleichbedeutend mit „Zeit zum Schlafen“. Also finden Sie neue Plätze für Dinge wie Fernseher, Schreibtisch, Computer, Hometrainer oder was Sie sonst noch so alles in Ihrem Schlafzimmer nutzen.

→ DUNKELKAMMER

Sperren Sie jegliche Form von Licht aus Ihrem Schlafzimmer. Schützen Sie sich vor Straßenlampen durch Verdunkelungsmöglichkeiten wie Jalousien, Vorhänge oder benutzen Sie eine Schlafmaske. Stellen Sie alle elektronischen Geräte ab, um auch minimale Standby-Lichter zu eliminieren. Verwandeln Sie Ihr Schlafzimmer in eine echte Dunkelkammer.

Lediglich einige wenige Punkte sind zu berücksichtigen, wenn aus Schlaf wieder erholsamer Schlaf werden soll.

→ RUHEZONE

Auch Geräusche und Lärm können Sie wach halten. Minimieren Sie alle Geräuschquellen, egal ob sie von draußen hereindringen oder aus Ihrer Wohnung kommen. Klappt das nicht, versuchen Sie es mit Ohrenstöpseln.

→ BLEIBEN SIE COOL

Die Raumtemperatur hat großen Einfluss auf die Schlafqualität. Denn wenn Sie schlafen, sinkt Ihre Körpertemperatur. 16 bis 18 Grad Celsius Raumtemperatur sind optimal und unterstützen Ihren Körper dabei, schneller einzuschlafen.

→ WIE MAN SICH BETTET, SO LIEGT MAN

Das Sprichwort hat einen wahren Kern! Ein Drittel unseres Lebens schlafen wir. Da sollte es auch gemütlich sein. Kontrollieren Sie die „Haltbarkeitsdauer“ Ihrer Matratze und Ihres Polsters auf deren Komfort. Investieren Sie in eine an Sie angepasste Matratze sowie einen entsprechenden Polster. Sie werden schnell spüren, dass es sich lohnt. Am Bett sollten Sie nicht sparen.

Wenn Sie diese einfachen Tipps in kleinen Schritten in Ihr Leben integrieren, werden Sie ein neues Lebensgefühl der Leichtigkeit, Zufriedenheit und des Wohlbefindens erlangen.

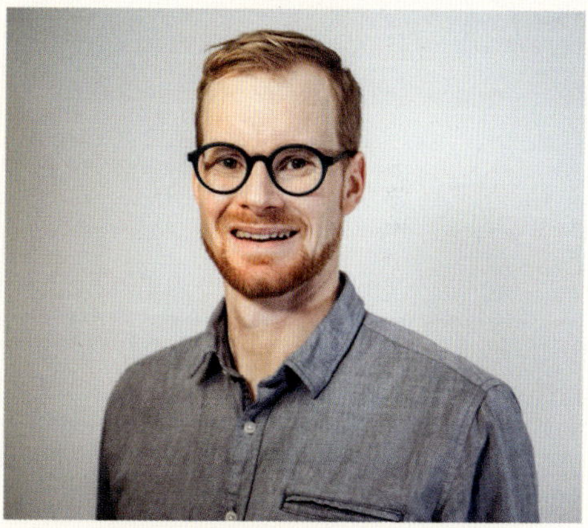

Felix Weinzinger ist Schlafcoach, Sportwissenschaftler und Blogger. In seinem Podcast SleepAttack spricht er mit Experten aus den Bereichen Schlafwissenschaften, Biohacking, Medizin und Wirtschaft über neueste Erkenntnisse und die positiven Effekte von Schlaf.

www.felixweinzinger.com

Die Checkliste für den optimalen Tagesablauf

IN DER FRÜH

→ Setzen Sie ein Tagsignal, sobald Sie aufstehen und noch bevor Sie das Handy zur Hand nehmen. Gehen Sie ohne Brille oder Kontaktlinsen ans offene Fenster oder, wenn Sie können, ins Freie und lassen Sie Tageslicht an Ihre Augen. Das funktioniert schon in 5 Minuten. So kann sich Ihre Master-Clock richtig einstellen, und Ihre inneren Uhren laufen rund.

→ In der finsteren Jahreszeit übernimmt die Kälte die Signalfunktion des Lichts. Wenn Sie vor dem Sonnenaufgang aufstehen müssen, besorgen Sie sich einen Tageslichtwecker. Er simuliert einen Sonnenaufgang durch ansteigende Helligkeit und Blaulicht. Das erleichtert Ihnen das Aufwachen und bewahrt Sie davor, dass der Wecker Sie brutal aus dem Schlaf holt. Doch eine Tageslichtlampe ist kein Ersatz für das echte Tageslicht im Freien.

→ Essen Sie Ihr Frühstück rund eine halbe Stunde nach dem Aufstehen. Ihre Energiereserven sind aufgebraucht, Ihre Bauchspeicheldrüse hat Insulin bereitgestellt und Ihr Verdauungssystem ist bereit für die Nahrungsaufnahme. Essen senkt außerdem das Stresshormon Cortisol, das zu diesem Zeitpunkt am höchsten ist.

→ Checken Sie die Dminder-App – sobald der UV-Index 1 beträgt, ist UVA im Licht vorhanden. So aktivieren Sie Ihre Hormonausschüttung. Im Sommer ist das recht früh der Fall, im Winter müssen wir länger darauf warten. Sollten Sie schon im Büro sein, reichen auch da 5 Minuten am offenen Fenster. Oder gehen Sie kurz vor die Tür – Raucher machen das schließlich auch regelmäßig. So können Sie auch frische Luft schnappen und Sie werden sich gleich munterer fühlen.

Ein Tagsignal setzen – gut frühstücken – im Freien Luft schnappen – abends die Blaulichtfilterbrille tragen – früh und kohlenhydratarm abendessen – Alkohol vermeiden

ZU MITTAG

→ Gehen Sie mittags ein bisschen ins Freie. Vertreten Sie sich die Beine, schnappen Sie frische Luft und tanken Sie Tageslicht. Im Sommer bekommen Sie sogar UVB-Licht ab. Doch Infrarotlicht und UVA gibt es um die Mittagszeit das ganze Jahr über. Insgesamt sollten Sie zehn bis 20 Minuten im Tageslicht sein, dann ist schon viel erreicht.

AM ABEND

→ Das Wichtigste am Abend ist, dass Sie sich mit einer Blaulichtfilterbrille vor Blaulicht schützen, damit Ihre Melatoninproduktion in Schwung kommt. Entweder Sie richten sich nach dem Tageslicht – sobald die Dämmerung einsetzt, ist das Blaulicht aus dem natürlichen Licht verschwunden. Wenn Ihnen das im Winter zu früh ist, dann setzen Sie die Brille, wann immer Sie können, ab 20 Uhr auf. So hat Ihr Körper Zeit, bevor Sie schlafen gehen, sich auf die Nachtruhe vorzubereiten.

→ Essen Sie möglichst früh und verzichten Sie am Abend auf einfache Kohlenhydrate und Alkohol.

Versuchen Sie generell mit dem Rhythmus des Tages zu leben, dann sind Sie gut getaktet. Schlafen Sie nicht bis in den Vormittag hinein und verbringen Sie nicht die halbe Nacht bei Kunstlicht. Sie werden merken, dass Sie nach einiger Zeit morgens leichter aufstehen, mit mehr Energie durch den Tag kommen, abends früher reif fürs Bett sind und generell besser schlafen.

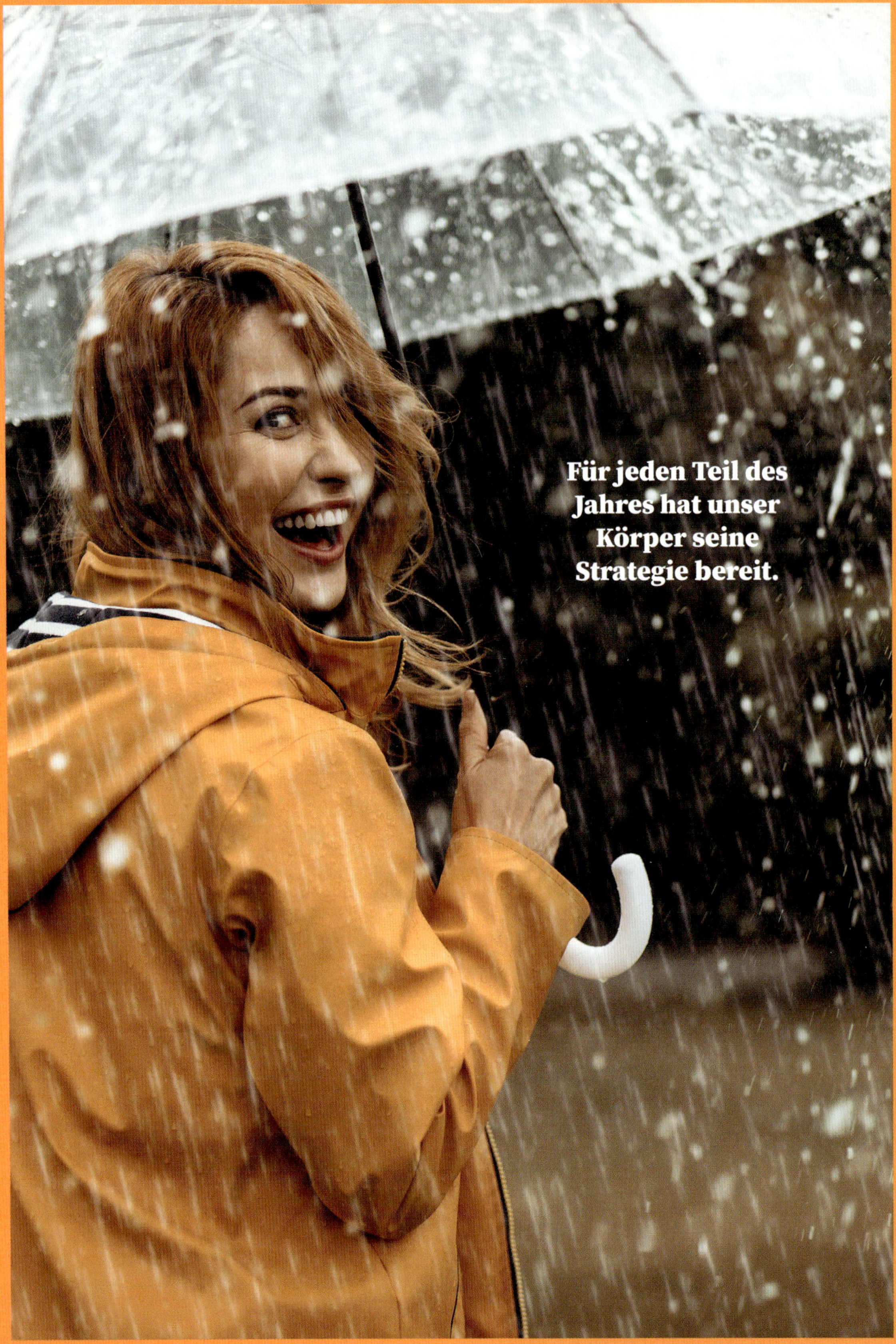
Für jeden Teil des
Jahres hat unser
Körper seine
Strategie bereit.

LEBEN WIR DIE JAHRESZEITEN!

Die Natur ist äußerst einfallsreich, wenn es ums Überleben geht. Um das Problem des Wechsels vom lichtreichen Sommer zum kalten, dunklen Winter optimal zu lösen, hat uns die Evolution mit zwei verschiedenen Stoffwechselwegen ausgestattet. Denn so, wie uns der Tag-Nacht-Rhythmus beeinflusst, hat uns die Natur auch Mechanismen gegeben, die es uns erlauben, uns zu den verschiedenen Jahreszeiten auf diesem Planeten wohlzufühlen. Der moderne Mensch hat sich jedoch eine künstliche, wohltemperierte Umwelt geschaffen, die keine Jahreszeiten mehr kennt. Das bringt unser System gehörig durcheinander. Aber der Reihe nach …

OUT OF AFRICA

Den Großteil seiner Kinderstube hat der Homo sapiens in Afrika verbracht. Vor 100 000 Jahren begannen wir, aufrecht zu gehen, Werkzeuge zu verwenden und eine Sprache zu entwickeln. Unser Gehirn wurde immer größer und komplexer und verschlang mehr und mehr Energie. Um diesen Energiebedarf zu decken, verkürzte sich der Darm, und der Magen begann, Salzsäure zur Verdauung von Eiweiß zu produzieren. Statt nur Pflanzen zu essen, konnte nun auf die hochenergetischen Nahrungsquellen von Fett und Eiweiß zurückgegriffen werden. Doch das war immer noch zu wenig Energie. Also warfen wir das Fell ab, um den photoelektrischen Effekt aus der UVB-Strahlung nutzen zu können. Wir lernten das Schwitzen – und als einzige Primaten entwickelten wir auch Schweißdrüsen an Händen und Füßen, um die Leitfähigkeit zwischen uns und der Erde zu erhöhen, sodass wir uns auch über die Elektronen der Erdoberfläche mit Energie versorgen können.

Nahe dem Äquator treffen die Sonnenstrahlen das ganze Jahr genau gleich auf die Erde. Es ist immer warm, und die Tage sind exakt gleich lang. Sofern genug Wasser vorhanden ist, lässt die starke Sonnenstrahlung zuckerreiche Nahrungsmittel wachsen, und das ganzjährig. Hier gibt es keine Jahreszeiten, sondern nur Regen- und Trockenzeiten. Die äquatoriale Prägung der Mitochondrien bewirkt, dass auf Hochtouren das Energiesignal ATP gebildet werden kann. Deshalb stammen übrigens die besten Läufer aus dieser Region, weil sie über besonders viel ATP verfügen.

Unsere Vorfahren sind nicht nur einmal, sondern mehrmals aus Afrika ausgewandert – und haben nach und nach Klimazonen mit unterschiedlichen Jahreszeiten erobert.

Ausgerechnet einem Meteoriten ist es zu verdanken, dass es dem Menschen möglich ist, sich an Kälte und Finsternis anzupassen. Es war vor 66 Millionen Jahren, als ein riesiger Meteorit nahe der heutigen mexikanischen Halbinsel Yucatan auf die Erde krachte und den riesigen Chicxulub-Krater hinterließ. Gewaltige Mengen Staub wurden in die Erdatmosphäre geschleudert. Die Sonne verdunkelte sich über längere Zeit, und die Temperaturen sanken deutlich. Die Folge war ein dramatischer Artenrückgang. Ob dieser Meteoriteneinschlag auch das Ende der Dinosaurier bedeutete, darüber sind sich Wissenschaftler bis heute nicht einig. Die Lebewesen, die überlebten, entwickelten grundlegende Fähigkeiten, sich an Kälte und Finsternis anzupassen. So wurde die Kälte zum „Licht des Winters“: Sie macht den Organismus energieeffizienter.

Lange Zeit lebte der Mensch in Klimazonen mit einem ganzjährigen Einfallswinkel der Sonne über 40 Grad, wo der UV-Index immer zwischen 5 und 13 liegt. Ein UV-Index ab 2,5 ermöglicht die Verwendung der Photonen zur Energienutzung und Vitamin-D-Bildung.

Doch unsere Vorfahren sind mehrmals aus Afrika ausgewandert und haben nach und nach Klimazonen mit Jahreszeiten erobert. In der Zone zwischen 23,5° und 66,5° nördlicher bzw. südlicher Breite entstehen die uns bekannten vier Jahreszeiten. Der Nachteil: In diesen Zonen werden niemals so hohe UV-Indices erreicht wie in Äquatornähe. Daher ist die Aufrechterhaltung eines Gleichgewichts zwischen Energiebereitstellung in den Mitochondrien zum schnellen Rennen einerseits und zur Wärmeerzeugung andererseits entscheidend für die Anpassung an Klimaveränderungen mit nur saisonaler Lichtausbeute.

Wie sieht die Lichtausbeute nun zum Beispiel für einen geografischen Bereich aus, auf dem sich heute Wien befindet? Menschen haben hier nachweislich bereits in der Steinzeit gesiedelt.

BEISPIELE FÜR ÄQUATORNAHE UV-INDICES

Stadt	Lat.	JAN	FEB	MÄR	APR	MAI	JUN	JUL	AUG	SEP	OKT	NOV	DEZ
Havanna, Kuba	23°N	6	8	9	10	10	11	12	11	10	8	6	5
Bangkok, Thailand	14°N	8	10	12	12	11	12	12	12	11	10	8	8

BEISPIELE FÜR UV-INIDICES IN MITTLEREN BREITENGRADEN

Stadt	Lat.	JAN	FEB	MÄR	APR	MAI	JUN	JUL	AUG	SEP	OKT	NOV	DEZ
Berlin, Deutschland	52°N	1	1	2	4	5	7	7	5	3	1	1	0
Los Angeles, USA	34°N	3	4	6	8	9	10	10	9	7	5	3	2

Wien liegt auf dem 48. Breitengrad, auf 151–543 m Seehöhe und damit auf derselben Breite wie Paris, München oder Freiburg.

Hier gibt es nur von Mitte März bis Ende September eine wirksame UVB-Versorgung. Dann folgt von Anfang Oktober bis Mitte März die UVB-arme Zeit. In diesen fünf Monaten gibt es keine relevante UVB-Strahlung, die eine Vitamin-D-Produktion in der Haut auslösen kann, egal was die Zeitungen schreiben.

Wer in diesen Jahreszeiten an UVB-Licht kommen will, muss luftige Höhen erklimmen. Der UV-Index steigt pro 1000 Meter Höhenunterschied um circa 15 Prozent.

Wie am Beispiel der Bergstation am Ritten (1770 m ü. d. M.) am 46. Breitengrad in Südtirol ersichtlich ist, verkürzt sich die UV-arme Zeit dort von Mitte Oktober bis Mitte Februar.

UNTERSCHIED UV-INDEX NACH HÖHENLAGE:

12.01.2020 to 10.01.2021

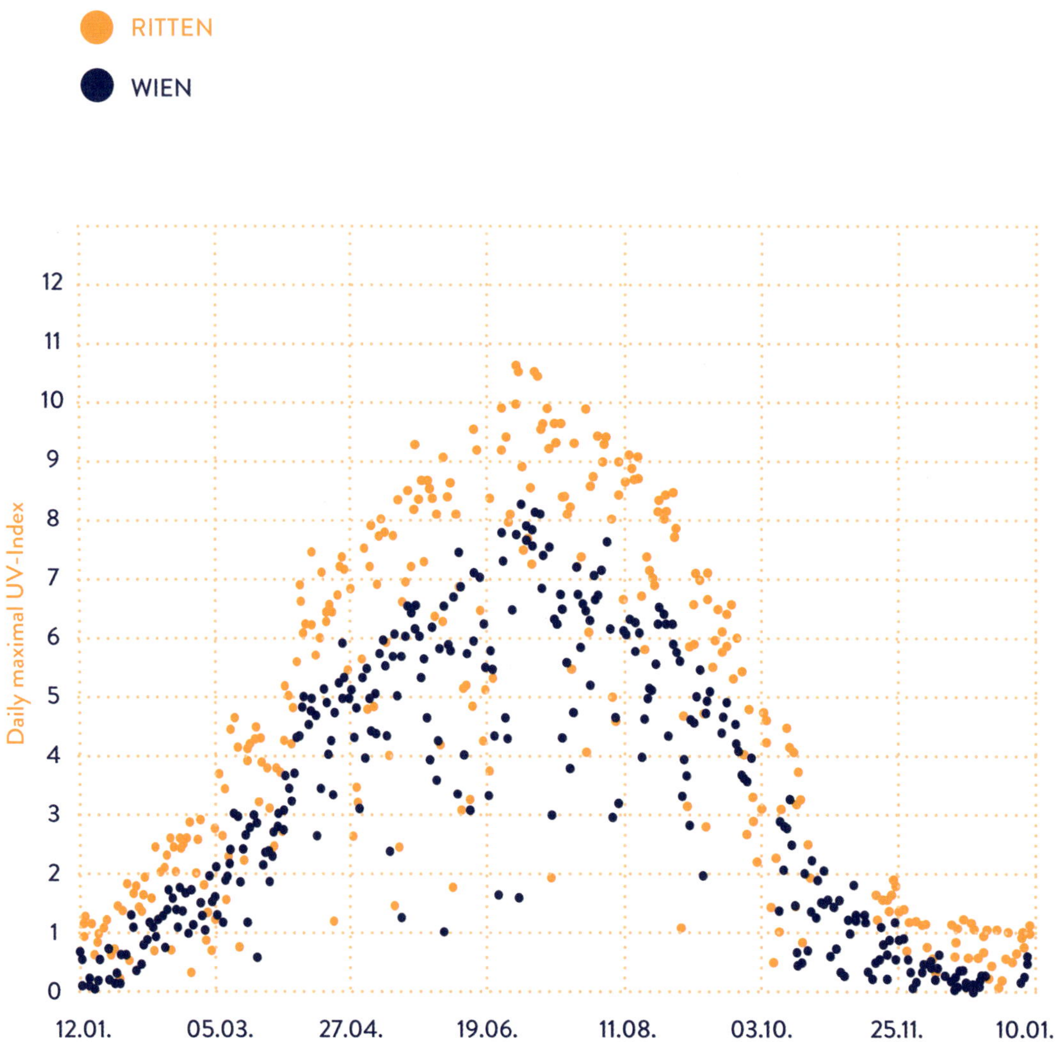

Biomedical Physics, Innsbruck Medical University

WIE WIR IN KÄLTE UND FINSTERNIS DAS ENERGIEPROBLEM LÖSEN

Damit Lebewesen sowohl in lichtreichen warmen als auch in lichtarmen kalten Regionen überleben können, hat sich die Natur einen zweiten Stoffwechselweg einfallen lassen. Der eine Stoffwechselweg beherrscht Frühling und Sommer, der andere Herbst und Winter. Darüber hinaus funktionieren beide gemeinsam als Kontinuum, sodass unsere Biochemie in einer Vielzahl von Umgebungen arbeiten kann.

Das Hauptsignal Licht für die Einstellung unserer inneren Uhr wird durch die Temperatur – die Kälte – abgelöst! Nehmen die Rezeptoren der Haut über einen Zeitraum von zwei Wochen Kälte wahr, wird das Hormon Leptin direkt aus weißem Fettgewebe freigesetzt – das ist das Fett unter der Haut, das Sie kneifen können. Kalte Umgebungen setzen bei allen Säugetieren, also auch bei uns, ein seit 66 Millionen Jahren bestehendes epigenetisches Programm in Gang: Dabei wird weißes Fett in braunes Fettgewebe umgewandelt. Braunes Fettgewebe verbrennt überschüssiges Fett zu Wärme. Sie bekommen dadurch Ihre eigene Standheizung. Und das Ganze funktioniert sogar, ohne dass freie Radikale freigesetzt werden.

Bei Kälte brauchen wir mehr Fett – bevorzugen Sie im Winter tierische Fette wie Fischfett, Ghee, Schmalz, Speck und Weidebutter von Tieren aus artgerechter Haltung.

Neben der Wärmeproduktion aus braunem Fett macht Kälte den Körper energieeffizienter. Damit beginnt der Organismus schon im Spätsommer und Herbst, wenn die Temperatur sinkt und die Lichtintensität abnimmt. Dann lagern Säugetiere Omega-6-Fette in ihren Zellmembranen ein, offenbar um den Körper und insbesondere das Herz auf den Betrieb bei niedrigen Temperaturen vorzubereiten. Im Winter wird dann die Flexibilität der Zellmembranen durch mehr Omega-3-Fette erhöht, damit die Signalübertragung richtig funktionieren kann. Bei Kälte brauchen wir also mehr Fett.

Bevorzugen Sie in der kalten Jahreszeit daher tierische Fette wie Fischfett, Ghee (geklärte Butter), Schmalz, Speck und Weidebutter von Tieren aus artgerechter Haltung als Energieträger. Auf MCT-Fette („Medium chain triglycerides“) sollten Sie hingegen verzichten. Sie enthalten mittelkettige Fettsäuren und kommen in der Natur in reiner Form nicht vor. MCT-Öl wird vor allem aus tropischen

Pflanzenfetten wie Kokosfett oder Palmkernöl gewonnen. Besonders wichtig in der kalten Jahreszeit ist wegen des hohen Gehalts an Omega-3-Fetten der Genuss von Fischen und Meeresfrüchten, obwohl diese eigentlich zu jeder Jahreszeit eine gute Wahl sind.

Weidefleisch und Wild sind ebenfalls günstig. Die Evolution und die Natur diktieren, was wir essen sollen, nicht die Supermarktketten: Ernähren Sie sich regional und saisonal und optimieren Sie Ihre Ernährung mit Seafood.

Ganz verkehrt wäre es jetzt, viele einfache Kohlenhydrate zu essen. Denn die Natur befindet sich in der lichtarmen Jahreszeit in der sogenannten Vegetationsruhe. Das bedeutet, dass es keinerlei Wachstum, keine Blühaktivität oder Fruchtbildung gibt: Die Bäume und Pflanzen produzieren nach Laubabwurf keinen Zucker und keinen Sauerstoff mehr. Daher ist es biologisch unmöglich, Nahrungsquellen zu finden, die Zucker liefern. Bei Eiseskälte gibt es keine Kohlenhydrate, weil diese Nahrungsmittel große Mengen an Photonen und Elektronen aus dem Sonnenlicht benötigen. Und tatsächlich kann auch der Mensch in der Jahreszeit keine Kohlenhydrate gebrauchen, weil es ihn mehr Energie kostet, als es ihm bringt. Die Natur hat sich dabei schon etwas überlegt.

Was ist an Kohlenhydraten in der Kälte denn nun so schlecht? Unsere Kraftwerke, die Mitochondrien, haben keine Rezeptoren für Kohlenhydrate, Fette oder Aminosäuren. Mitochondrien brauchen Elektronen, um zu funktionieren. Fette und Proteine liefern viele Elektronen. Kohlenhydrate bieten vor allem Protonen und nur wenige Elektronen. Protonen kann der Körper im Überschuss nicht gebrauchen, und er benötigt zum Ladungsausgleich noch mehr Elektronen. Für diesen Prozess verwenden wir Energie, die sonst den Mitochondrien zur Verfügung stehen würde. Wenn uns in der lichtarmen Jahreszeit die Sonne nicht mit den notwendigen Elektronen versorgt, müssen wir bei der Ernährung zu elektronenreichen Nahrungsmitteln greifen, sonst werden wir müde und energielos. Es mag unbequem sein, aber Naturgesetze gelten auch für uns Menschen.

Und noch eines passiert im Winter mit unserem Körper: Er wird nicht nur energieeffizienter, er spart auch Energie ein. Deshalb ist diese Zeit mit weniger Aktivität und stattdessen mit mehr Regeneration und Reparatur durch längeren Schlaf verbunden. Das ist unser heutiges Äquivalent zum Winterschlaf.

Unser menschliches Gehirn hat den Winterschlaf abgeschafft und während des Schlafs ein Zeitfenster von rund zwei Stunden geschaffen, um ihn zu ersetzen. Das ist die Tiefschlafphase.

Unsere Leistungsgesellschaft erwartet aber von uns Menschen die gleiche Leistung rund ums Jahr. Doch wenn Sie im Winter müder sind und mehr Bedarf nach Ruhe und Schlaf haben, ist das eigentlich ein ganz natürlicher Prozess. Akzeptieren Sie ihn und gehen Sie es ruhiger an.

DAS BEISPIEL INUIT

Die Stoffwechselwege, die die Kälte beherrschen, sind in unserer modernen Welt das ungeliebte Kind. Das hat zu großen Problemen in der Gesunderhaltung geführt. Wie gut Menschen mit Kälte zurechtkommen und was passiert, wenn sie gegen die Natur leben, zeigt sich am Beispiel der Inuit.

Der moderne Lebensstil hat dazu geführt, dass kanadische Inuit heute die kürzeste Lebenserwartung und die höchste Rate an Herz-Kreislauf-Erkrankungen und Krebs haben.

Die Polargebiete der Erde sind wegen ihrer Kälte und der langen Dunkelheit für Pflanzen ein harter Lebensraum. In den Tundren des hohen Nordens gedeihen meist nur Moose, Flechten und einige krautige Pflanzen. Für die Bildung von Kohlenhydraten sind ausreichend Sonnenlicht und grüne Pflanzen notwendig, die Blätter und Früchte bilden.

Die Inuit waren an diese unwirtlichen Bedingungen lange angepasst und ernährten sich ausschließlich von Fetten und Eiweiß. Heute haben sie warme Häuser, fahren in Autos, essen Kohlenhydrate aus dem Supermarkt und müssen nicht mehr gegen die Kälte ankämpfen, um in der Arktis überleben zu können. Das ist sicherlich komfortabler, aber diese Diskrepanz zwischen Umwelt und moderner Gesellschaft bezahlen sie heute mit ihrer Gesundheit. Dr. Samuel Hutton begann 1902 mit der Behandlung von Patienten – hauptsächlich Inuit – an der Nordküste von Labrador. Unter den Inuit, die von den europäischen Siedlungen isoliert lebten, konnte er keinen Krebs, kein Asthma, keine Blinddarmentzündung oder andere „europäische" Krankheiten finden. Das änderte sich in einigen Jahrzehnten massiv. Die heutige Generation der kanadischen Inuit hat landesweit die kürzeste Lebenserwartung und die höchste Rate sowohl an Herz-Kreislauf-Erkrankungen als auch an Krebs.

WIE ICH LERNTE, DIE KÄLTE ZU LIEBEN

Rötlich gelb verfärbte Blätter, herunterfallende Kastanien, raschelndes Laub, wenn man über den Boden läuft, und morgens hüllt der Nebel die Natur in seinen weißen Schleier. Während sich der Herbst noch in seiner schönsten, farbenfrohen Pracht zeigt, graut schon vielen Menschen vor dem Moment, wenn sie das erste Mal die Heizung aufdrehen müssen. Dann steht der Winter vor der Tür, der sich im November oft düster, nass und trostlos ankündigt. Das schlägt sich bei vielen auf die Lebensfreude. Doch es muss nicht sein: Jetzt haben Sie die Chance, die Kälte lieben zu lernen. Wenn Sie mehr mit der Natur der Jahreszeiten leben, werden Sie sich gesünder und fitter fühlen, versprochen! Und sehen Sie es positiv: In einer Gesellschaft, die besessen ist von

Alle Jahre wieder … – Aber die vielfach angekündigte Herbst-Winter-Depression muss gar nicht sein: Sie haben nämlich die Möglichkeit, sich mit der Kälte nicht nur zu arrangieren, sondern sie sogar lieben zu lernen. Wie das geht? Gar nicht so schwer! ↓

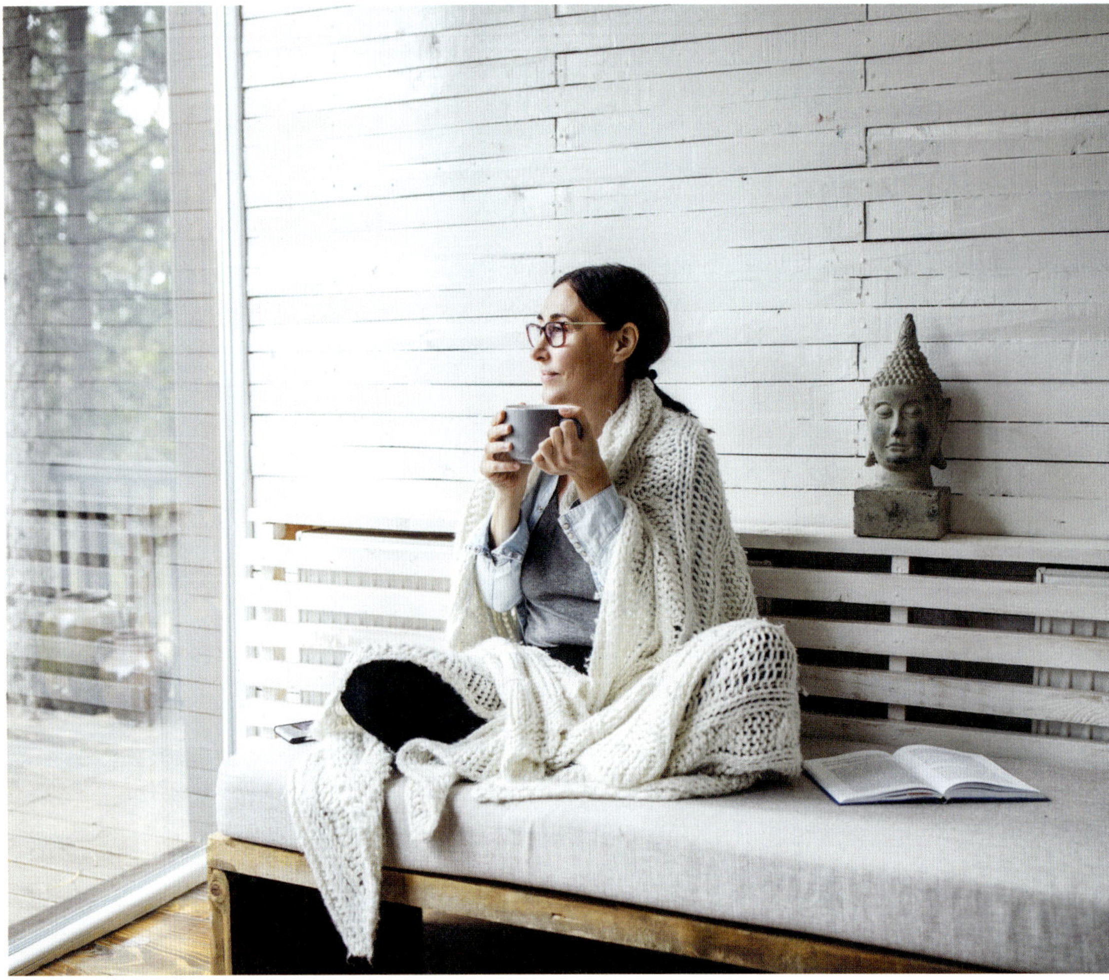

ständiger Aktivität, bietet die kalte Jahreszeit die Chance auf etwas mehr Ruhe. Endlich wieder am Wochenende mit den Liebsten unter einer Decke kuscheln, sich stundenlang in ein gutes Buch vertiefen oder es sich mit einer Tasse heißem Tee auf dem Sofa gemütlich machen. Das kann doch auch was, oder?

Der Herbst und Winter ist die Zeit der Sparsamkeit. Betrachten wir Geld als Energie: Wenn Sie weniger Einkommen haben, was tun Sie dann? Weniger ausgeben und mit dem, was Sie haben, besonders effizient umgehen. Die Natur macht dasselbe.

Adaptierungsprotokoll für Kälte-Thermogenese: jetzt aber los! Was Sie benötigen: Badebekleidung, Neoprenschuhe oder dicke Neoprensocken, Neoprenhandschuhe und ein Surfthermometer. Für danach: ein großes Handtuch, lockere und warme Bekleidung.

Wenn wir weniger Energie in Form von Sonnenlicht zur Verfügung haben, wird weniger verbraucht, das heißt, die Ruhephasen werden länger. Das passiert im natürlichen Umfeld automatisch. Wenn es zeitiger dunkel wird, produziert der Körper früher und mehr Melatonin als im Sommer, vorausgesetzt, wir stoppen diesen Prozess nicht durch künstliches Blaulicht. Die vorhandene Energie wird besonders effizient genutzt. Der Energietransport im Körper beschleunigt sich durch Kälte und DHA-Omega-3. Und der Körper repariert Schäden im Rahmen der Autophagie, statt Zellen komplett zu erneuern, wie das bei der Apoptose der Fall wäre (Autophagie und Apoptose siehe Seite 58).

Die Pflanzen als energetischer Basiscode wachsen nun nicht mehr, stattdessen ernähren wir uns von komplexerer Nahrung, die mehr Energie gespeichert hat, mit viel Eiweiß und Omega-3-Fetten. Und weil wir nicht freiwillig auf Einkommen verzichten, sollten wir nehmen, was wir kriegen können.

Licht aus dem Infrarotbereich zum Laden unserer Wasserbatterie ist auch im Winter vorhanden. Also gehen Sie wann immer möglich bei Tageslicht ins Freie. Beginnen Sie damit gleich nach dem Aufstehen – diese Empfehlung gilt für alle zwölf Monate! Wenn möglich, werden wir in einer finanziell angespannten Situation keine hohen und nicht lebensnotwendigen Ausgaben tätigen.

Zu ambitionierter Sport, vor allem wenn er mit zusätzlichen Belastungen zusammenfällt, entspräche so einer Ausgabe: Hohe Intensität indoor unter künstlicher Beleuchtung und mit einem Smartphone als Störsender am Körper ist eine Ausgabe, die wir uns energetisch gerade nicht leisten können. Die Natur würde statt intensivem Sport im Fitnessstudio eher zu maßvoller Bewegung raten, und das im Freien. Und schließlich werden wir, um die einkommensschwache Zeit zu überbrücken, auch auf Erspartes zurückgreifen: Wir verbrauchen unsere Energiereserven im Fettgewebe und nutzen das von der lichtreichen warmen Jahreszeit gespeicherte Vitamin D, das sich über den Winter halbiert. Bei saisonal regionaler Ernährung hat man sein Höchstgewicht im Herbst und geht erschlankt aus dem Winter ins Frühjahr. – Eigentlich perfekt, so haben Sie die Bikinifigur schon lange vor dem Sommer.

Damit das alles klappt, braucht der Körper aber den Kältereiz. Sie fragen sich sicherlich, ob das jetzt bedeutet, dass Sie nicht mehr heizen dürfen? Nein, aber vielleicht drehen Sie den Thermostat im ganzen Wohnbereich nicht auf 23 Grad, sondern niedriger. Und halten Sie das Schlafzimmer kühl. Vielleicht gelingt es Ihnen auch, auf die beheizten Autositze zu verzichten. Packen Sie sich nicht so warm in Kleidung ein, dass Sie gar nicht mehr mitkriegen, wie die Temperatur eigentlich ist. Sie müssen nicht frieren, aber lassen Sie zu, dass es ein bisschen frisch ist. Bewegen Sie sich stattdessen, denn durch Muskelkraft produzierte Wärme ist der natürliche Weg. Übrigens gibt es auch keine Verkühlung, sondern nur Viren und Bakterien, die auf ein mehr oder weniger schlagkräftiges Immunsystem treffen.

Es gibt kein falsches Wetter, nur falsche Kleidung! Packen Sie sich beim Sport im Winter aber auch nicht zu warm ein: leichtes Frösteln vor dem Weglaufen? – Passt!

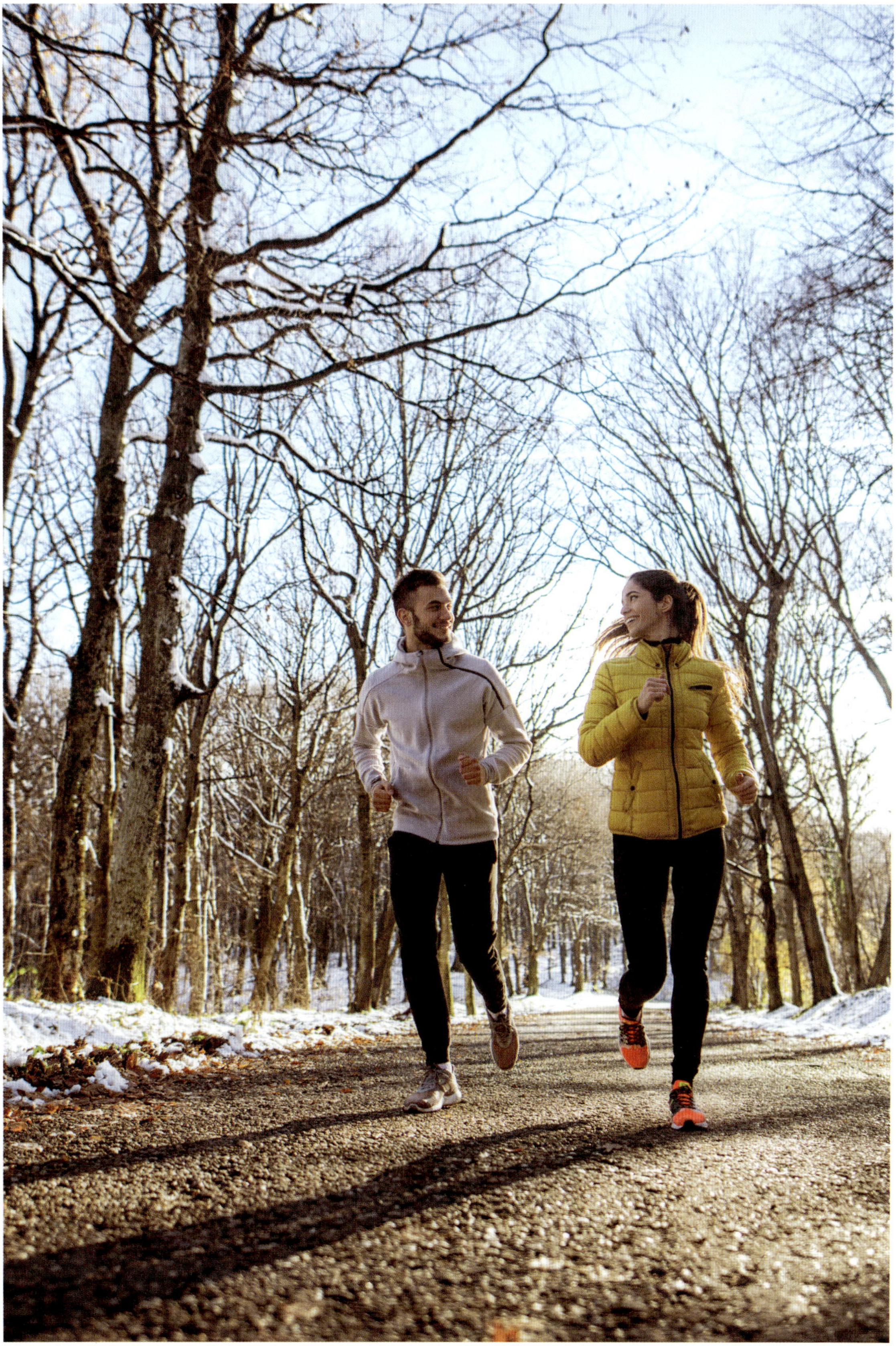

Die kalte Thermogenese

Thermogenese bedeutet Wärmebildung. Mit kalter Thermogenese ist die Produktion von Wärme unter Einfluss von Kälte gemeint. Spitzensportler nutzen diese Kältetherapie zur schnelleren Regeneration, medizinisch wird sie beispielsweise bei Gelenkproblemen eingesetzt. In der kalten Jahreszeit hilft die Kältetherapie unserem Körper dabei, weißes in braunes Fett umzuwandeln. Dann ist uns nicht mehr kalt, und unser Stoffwechsel kommt schneller in den energiesparenden Wintermodus. Kältetherapie bringt eine ganze Liste gesundheitlicher Vorteile:

* Verlust an Speicherfett
* Erhöhung von ATP
* Optimierung der eigenen Hormonproduktion
* Verbesserung des Schlafes
* Aktivierung des Immunsystems
* Reduktion von Entzündungen
* Training des vegetativen Nervensystems (Vagusfunktion)
* Bildung von körpereigenem Serotonin und Dopamin

Sind Sie motiviert? Dann verraten wir Ihnen jetzt, wie das geht. Bevor Sie sich in das nächste Eisbecken stürzen, lassen Sie bitte Ihren Omega-3-Fettsäure-Index messen. Um für die Kältetherapie bereit zu sein, ist es notwendig, dass Sie einen ausreichend hohen Spiegel an marinen Omega-3-Fettsäuren besitzen, während überschüssiges Omega 6 bereits reduziert ist. Ab einem Index von 8 Prozent sind Sie bereit und Ihre Zellmembranen sind ausreichend flexibel, um in der Kälte zu funktionieren. Wenn Sie trotzdem allzu leicht frösteln, kann dies noch zwei Ursachen haben: eine latente Unterfunktion der Schilddrüse oder eine Östrogendominanz.

KÄLTETHERAPIE NICHT EMPFOHLEN:

- ✕ Gefäßerkrankungen (arterielle Durchblutungsstörungen)
- ✕ Herzerkrankungen und Herzrhythmusstörungen
- ✕ Frische Operation im Herzbereich
- ✕ Unbehandelter Bluthochdruck (Einlasskriterium: <160/90)
- ✕ Gefühlsstörung (kein Kalt-Warm-Empfinden)
- ✕ Morbus Raynaud („Weißfingerkrankheit“)
- ✕ Diabetes mellitus (wenn Neigung zu Unterzucker)
- ✕ Schwangerschaft (keine Studien)
- ✕ Epilepsie/Schlaganfall/Hirnblutung
- ✕ frische Venenthrombose/ Lungenembolie
- ✕ Akuter Infekt (Atemwege, Harntrakt)

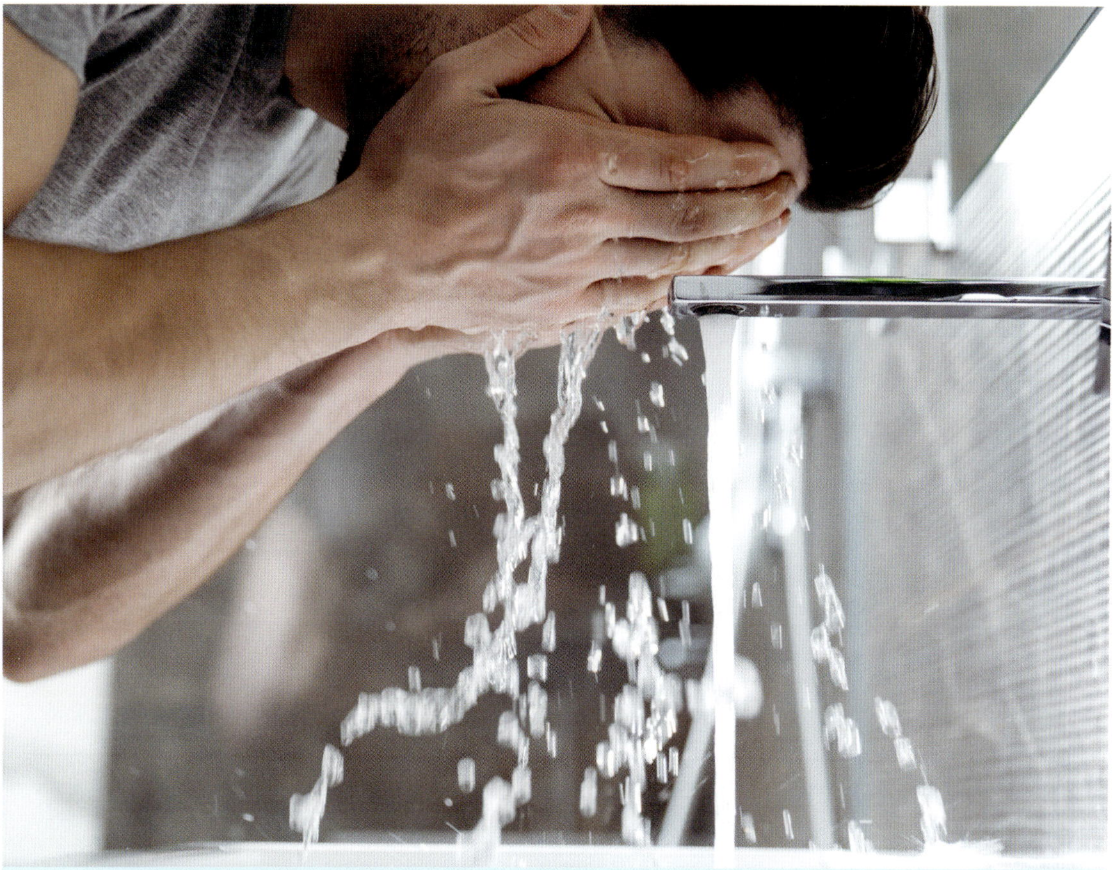

KÄLTETHERAPIE EMPFOHLEN:

- ✔ Chronische entzündliche Erkrankungen unterschiedlichster Art
- ✔ Zustand nach Gelenks- und Wirbelsäulenoperationen
- ✔ Psoriasis (Schuppenflechte) und Neurodermitis
- ✔ Asthma bronchiale (ausgenommen kälteinduziertes Asthma)

01 BEGINNEN SIE MIT GESICHTSBÄDERN. Mehr als 10 Grad sollte das Wasser nicht haben – kälter sollte es zu Beginn aber auch nicht sein. Tauchen Sie Ihr Gesicht immer wieder ein. Die Haut sollte ihre rosige Farbe behalten, sie wird straffer und frischer, Tränensäcke schrumpfen.

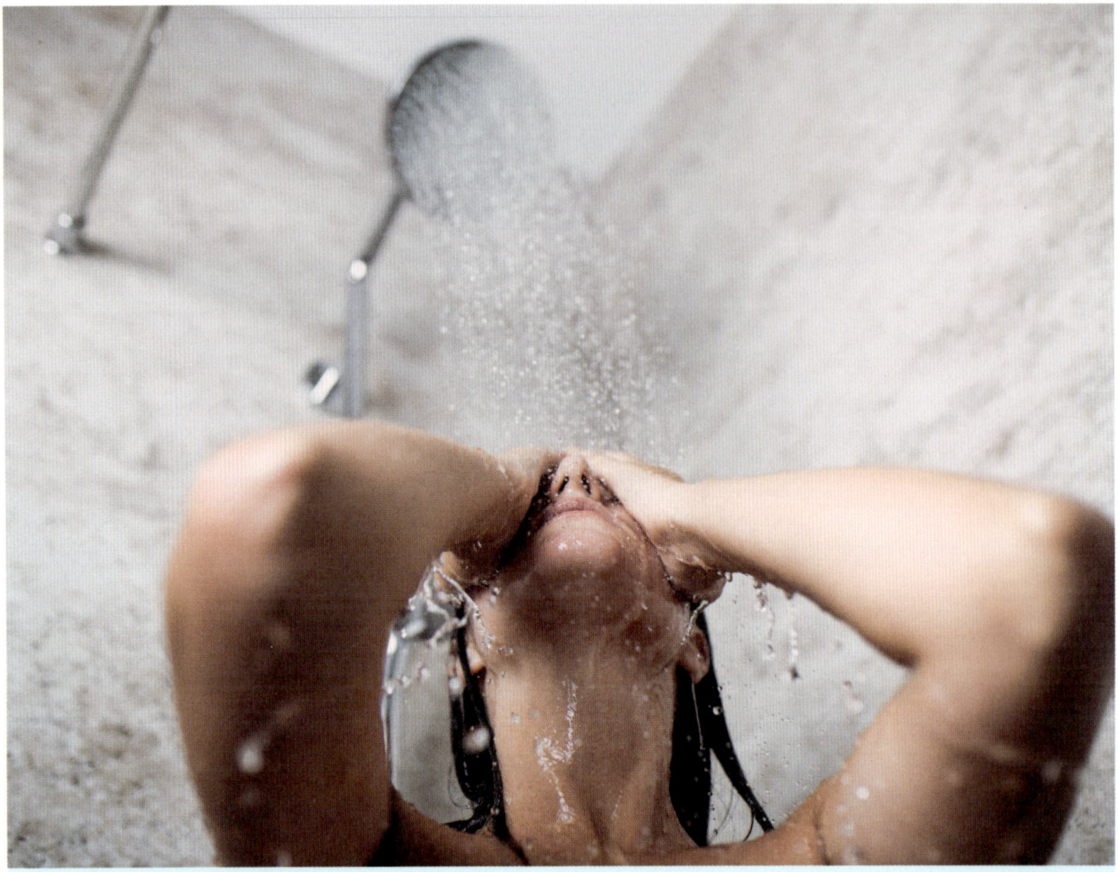

02 DUSCHEN SIE WIE GEWOHNT, ENDEN SIE ABER IMMER MIT KALTEM WASSER.

Beginnen Sie zuerst nur bei den Unterschenkeln. Sie kennen das vielleicht vom Kneipp'schen „kalten Knieguss“: Man beginnt an der rechten kleinen Zehe, geht langsam an der Außenseite des Beins bis rückwärts über die Kniekehle, führt den Strahl dreimal über der Kniekehle hin und her, führt ihn dann handbreit über dem Knie wieder dreimal hin und her und geht an der Innenseite des Beins hinab. Das Gleiche führt man am linken Bein durch, dann wiederholt man die Anwendung. Zuletzt werden noch beide Fußsohlen begossen. Voraussetzung ist – wie bei jeder Kaltanwendung – dass man warme Füße hat. Mit der Zeit erweitert man dies, bis das Warmduschen immer mit einer Phase des Kaltduschens abgeschlossen wird.

Erste positive Auswirkungen stellen sich ein: Das Hautbild wird sich verbessern, man fühlt sich energiegeladener, die Raumtemperatur erscheint viel wärmer, man fröstelt weniger. Auch die Lichtabsorption über die Haut verbessert sich.

03 FÜLLEN SIE DIE BADEWANNE MIT KALTEM WASSER.

Messen Sie die Wassertemperatur. Sie sollte rund 10 Grad betragen. Wenn möglich, gehen Sie anfangs nicht allein ins kalte Wasser. Das gilt auch für die Therapie im Freien.

Setzen Sie sich in die Wanne hinein, atmen Sie tief durch und strecken Sie sich aus. In der ersten Minute schlägt das Herz etwas schneller, und man hält die Luft an. Vermeiden Sie es, die Luft anzuhalten, indem Sie bewusst tief durchatmen. Versuchen Sie sich zu entspannen. Lassen Sie Füße und Hände draußen oder verwenden Sie Neoprensocken. Zur Not tun es auch Wollsocken, aber bedenken Sie die Rutschgefahr.

Bleiben Sie im Wasser, bis die Muskeln zu zittern beginnen. Ihr Körper versucht nun Wärme zu erzeugen. Sobald Sie zittern, versuchen Sie sich nochmals bewusst zu entspannen. Hört es nicht auf, steigen Sie aus dem Wasser. Übertreiben Sie es nicht, sonst kommt es zur Unterkühlung. Das wird zu Beginn nach ein bis zwei Minuten der Fall sein. Bei den ersten Anwendungen kann das Zittern auch noch rund eine halbe Stunde lang anhalten, nachdem Sie längst aus dem Wasser sind. Das ist normal. Beginnen Sie mit kurzen Sitzungen und steigern Sie die Dauer. Sie können im Lauf der Zeit Eis hinzufügen, um die Wassertemperatur weiter zu verringern, dadurch verkürzt sich die Zeit des Aufenthaltes. Wenn das Zittern immer mehr nachlässt und Sie braunes Fettgewebe aufgebaut haben, müssen Sie sich an der Hautfarbe orientieren: Wenn die untergetauchte Haut kirschrot wird, ist das der Zeitpunkt, um aus dem Wasser zu gehen – und zwar sofort. Denn eine Unterkühlung ist das Gegenteil von gesund. Wenn Sie schwindlig werden, beenden Sie ebenfalls sofort das Kältebad!

Sollten Quaddeln auf der Haut auftreten (Kälteurticaria), haben Sie zu viel Omega 6 im Körper.

Die Anpassungsphase, bis Sie genug braunes Fettgewebe gebildet haben, sodass kein Zittern mehr auftritt, dauert bei regelmäßiger Kältetherapie von ein bis zwei Mal pro Woche abhängig von Alter und Fettgewebe rund drei bis sechs Wochen.

Achten Sie immer auf Ihr Gefühl: Sollten Sie im Wasser müde werden, ist dies eine normale Reaktion. Kälte ist ein Signal für Schlaf. Deshalb ist Kältetherapie zur Entspannung nach Bewegung besonders gut geeignet. Wenn Ihre Muskeln zittern, verbrennen Sie Glykogen, genauso wie beim Training.
Kälte ist wie Sport für jeden Muskel, auch für den Herzmuskel, nur ohne Ausschüttung von freien Radikalen. Gleichzeitig verbrennen Sie Fett, um Wärme zu gewinnen.

Alles wird straffer und glatter! Sie verlieren Körperfett und bauen Muskelmasse auf, die Körperform verändert sich. Cellulite wird weniger oder verschwindet ganz. Das Gehirn empfängt die richtigen, für die Jahreszeit natürlichen Signale, und die Ausschüttung sämtlicher Hormone wird verbessert. Entzündungen werden zunehmend reduziert und allergische Reaktionen vermindert.

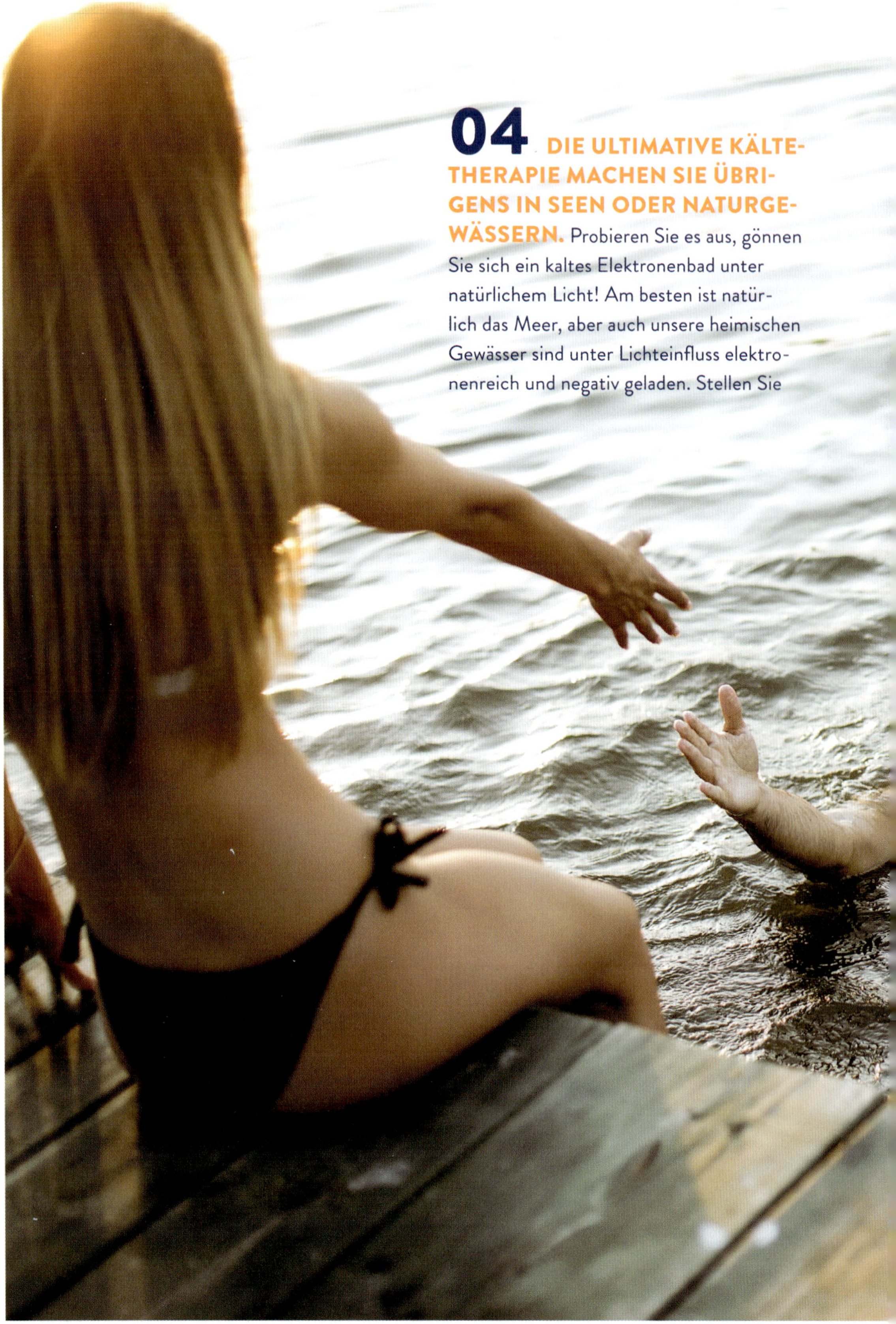

04 **DIE ULTIMATIVE KÄLTE-THERAPIE MACHEN SIE ÜBRIGENS IN SEEN ODER NATURGEWÄSSERN.** Probieren Sie es aus, gönnen Sie sich ein kaltes Elektronenbad unter natürlichem Licht! Am besten ist natürlich das Meer, aber auch unsere heimischen Gewässer sind unter Lichteinfluss elektronenreich und negativ geladen. Stellen Sie sich hinein und genießen Sie die Umgebung. Schwimmen ist für das Herz-Kreislauf-System viel zu anstrengend – und für den Effekt nicht nötig!

Gehen Sie aus dem Wasser, wenn die Haut kirschrot wird, auch wenn Sie sich super fühlen und nicht zittern. Wie lange dies dauert, hängt von der Wassertemperatur und von Ihnen individuell ab.

Trocknen Sie sich nach der Kältetherapie sanft ab, indem Sie die Haut mit einem Handtuch abtupfen. Nicht rubbeln! Schlüpfen Sie in lockere und warme Bekleidung. Wenn Sie Sport machen, bitte immer vorher, niemals nachher! Danach auch nicht heiß duschen. Die erwünschten Effekte wirken noch bis zu vier Stunden nach.

Probieren Sie es aus. Anfangs kostet es etwas Überwindung. – Aber dann werden Sie es lieben.

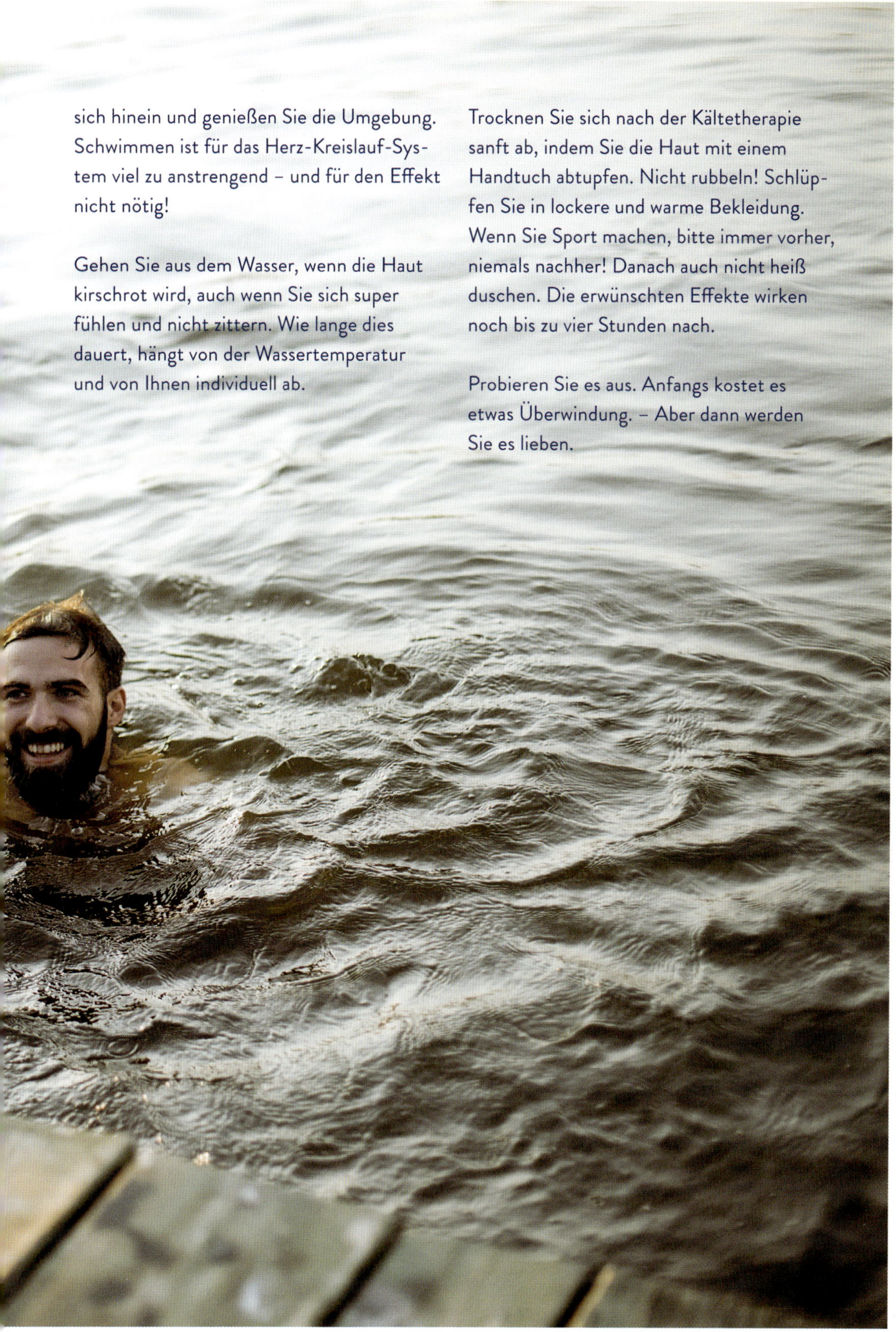

DER SONNE ENTGEGEN

Sobald der Frost den ersten warmen Sonnenstrahlen weicht, Bäume und Wiesen wieder grün und die Tage länger und heller werden, erwachen auch in uns die Lebensgeister. Wir wollen nach draußen, tief einatmen, die Sonne genießen und die grauen Wintertage abschütteln. Das hat viel mit unseren Hormonen zu tun. Durch das vermehrte Licht produzieren wir mehr von dem Botenstoff Serotonin, während die Melatoninproduktion mit den längeren Tagen weniger wird. Mit zunehmendem Licht werden wir auch wieder aktiver.

Der Vorteil der lichtreichen Jahreszeit ist, dass mit der Rückkehr des UVB-Lichts wieder Energie aus der Sonne geerntet werden kann. Dadurch erzeugen grüne Pflanzen Zucker und Sauerstoff. Aber auch wir Menschen können uns ab April wieder den Energiekick von der Sonne holen.

Geben Sie Ihrer Haut Zeit, eine „Sonnenhaut“ zu entwickeln. Die Dminder-App sagt Ihnen, wie hoch der UV-Index gerade ist. Ab 2,5 ist die Vitamin-D-Produktion möglich.

↓ Genießen Sie die ersten warmen Sonnenstrahlen im Frühjahr. Es weckt Ihre Lebensgeister.

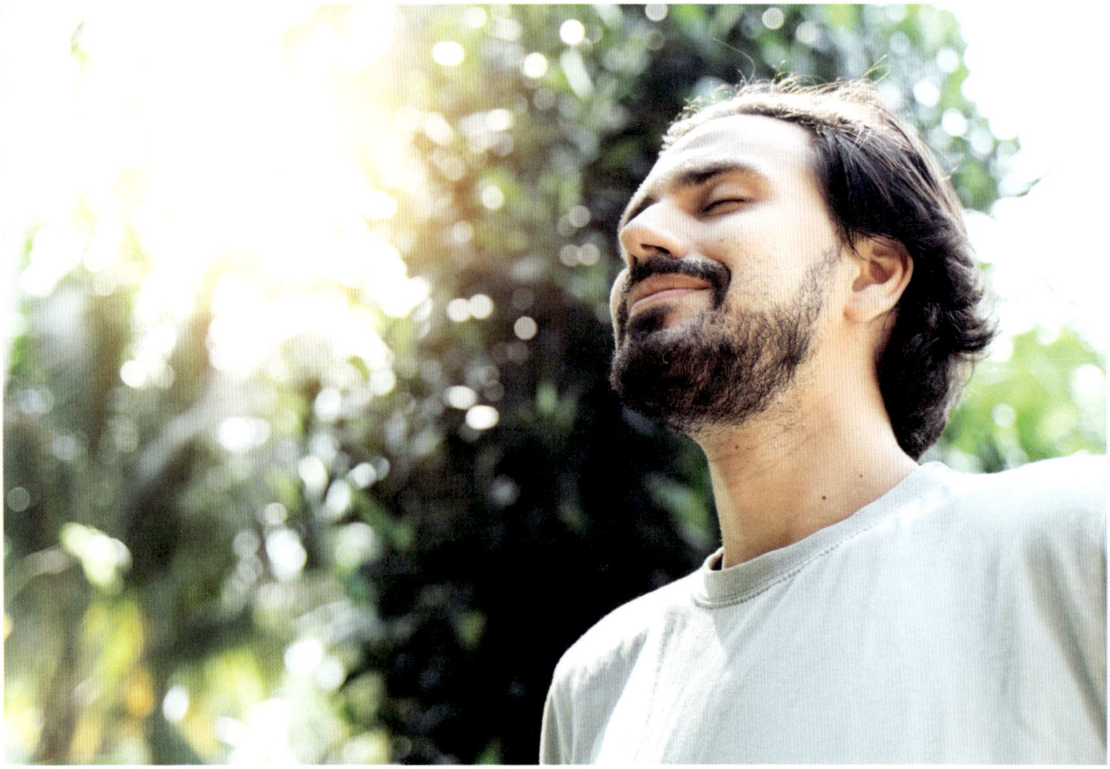

Gewöhnen Sie Ihre Haut schon im Frühjahr an die Sonne, aber passen Sie auf, dass Sie nicht zu viel UVB- oder UVA-Strahlung abbekommen. Einen Sonnenbrand sollten Sie unbedingt vermeiden. Geben Sie Ihrer Haut die Zeit, eine „Sonnenhaut" zu entwickeln. Aber lassen Sie trotzdem die Sonnenschutzmittel weg, sonst bringt es nichts. Nehmen Sie die Dminder-App zu Hilfe. Sie sagt Ihnen, wie hoch am aktuellen Standort der UV-Index gerade ist. Ab 2,5 ist auch die Vitamin-D-Produktion möglich. Jetzt ist die Sonne stark genug, um uns mit Elektronen zu versorgen. Außerdem hilft Ihnen die App dabei, die richtige Dosis für Ihren Hauttyp zu finden. Im Frühling sind sehr kurze Sonnenbäder um die Mittagszeit besonders effektiv. Denn dann steht die Sonne über 45 Grad, und es gelangt im Flachland genügend UVB-Strahlung zur Erdoberfläche, um die Vitamin-D-Bildung anzuregen. Verbringen Sie jetzt täglich so viel Zeit wie möglich im Tageslicht. Damit kann die Ausschüttung vieler wichtiger Hormone optimiert und das Immunsystem angeregt werden. Außerdem ist die Sonne gut für Herz und Blutdruck.

Gehen Sie möglichst oft auf Naturboden barfuß! Besorgen Sie sich außerdem Schuhe oder Sandalen mit Ledersohlen, damit die Energie trotz Schuhwerk fließen kann.

Im Sommer reichen bereits die Randzeiten für eine gute Ausbeute an energiereichen Photonen. Der Sommer hat allerdings auch Nachteile, und zwar die Hitze. Denn sie erschwert den Elektronentransport. Ungünstig ist es, gar nicht ans Licht zu gehen, weil man etwa unter der Hitze leidet. Nutzen Sie die Kraft der Sonne! Regelmäßiges, wohldosiertes Sonnenbaden verlängert die gesunde Lebensphase.

Nutzen Sie auch die Energie des Erdmagnetfelds und gehen Sie möglichst oft auf Naturboden barfuß. Wenn Sie Ihre Sommergarderobe aufbessern, besorgen Sie sich Schuhe oder Sandalen mit Ledersohlen, dann fließt die Energie auch trotz Schuhwerk.

In den Sommermonaten, wenn über Auge und Haut genügend Licht ans Gehirn gemeldet wird, erweitert sich auch unser Speiseplan. Jetzt sieht die Natur wieder den Genuss von Kohlenhydraten vor. So kommen Sie an die guten Antioxidantien, die in Obst und Gemüse enthalten sind. Auch tropische Öle wie Kokosnuss- und Palmöl passen in die sonnenreiche Saison.

Genießen Sie bewusst und in vollen Zügen die warmen, lichtreichen Monate. Dann kommen Sie auch energiegeladener durch den nächsten Winter.

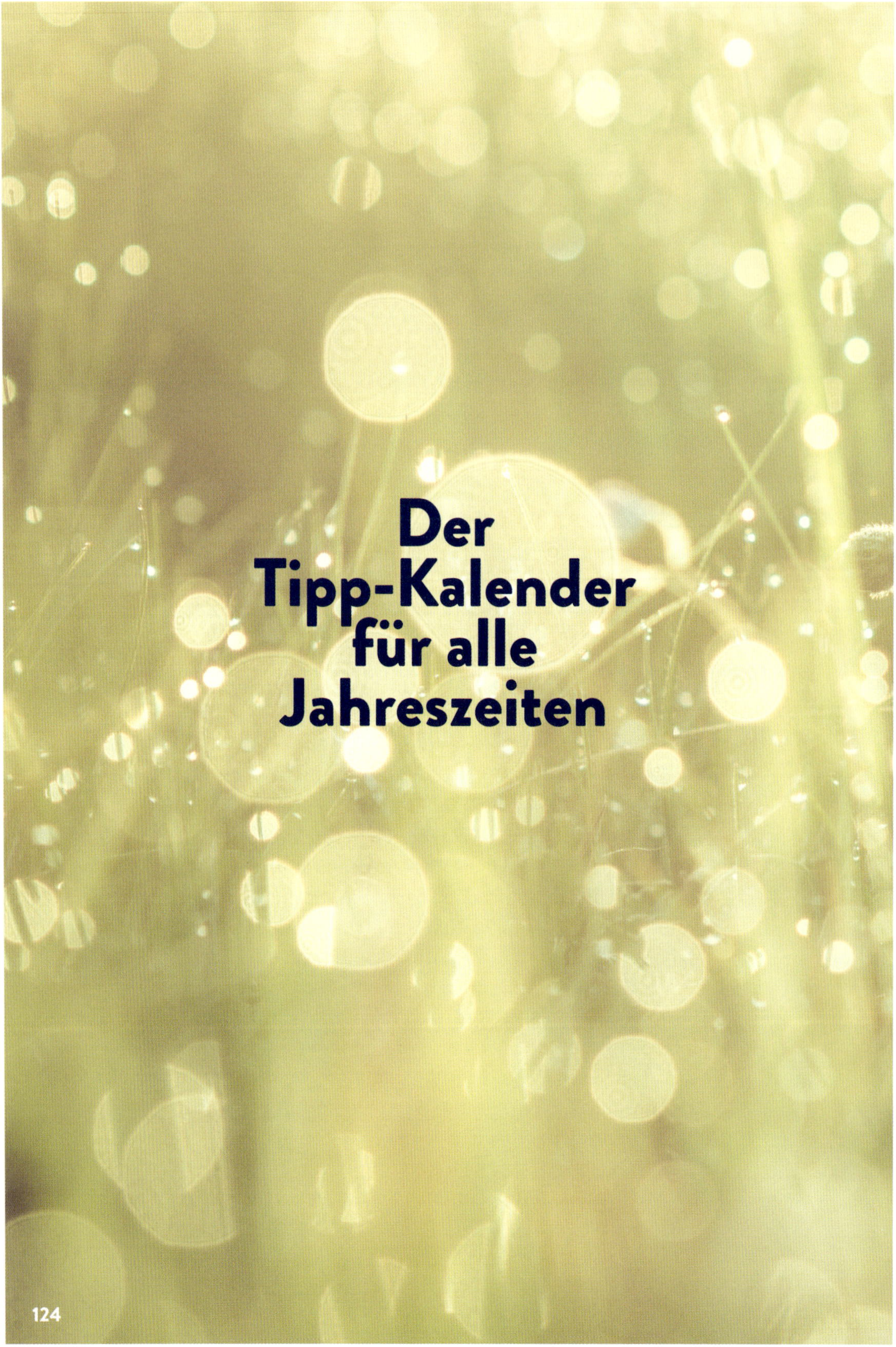

Der Tipp-Kalender für alle Jahreszeiten

Vorfrühling

ENDE FEBRUAR/ENDE MÄRZ

LICHT

Der Sonnenstand beträgt 20 bis 30 Grad, UVB wird ausgefiltert, daher ist noch keine natürliche Vitamin-D-Bildung möglich. Gewöhnen Sie die Haut trotzdem bereits an die Sonne, ohne Sonnencreme zu benutzen. Aktivieren Sie die Dminder-App und suchen Sie sich ein windgeschütztes Plätzchen für die ersten Sonnenbäder. Melanin wird von UVA angelockt, somit können Sie Ihre Haut auch ohne UVB auf die stärkere Sonnenbestrahlung gut vorbereiten. Astaxanthin hilft der Haut, sich an die Sonne zu gewöhnen.

PFLANZEN

Erste Frühlingsboten blühen.
Das erste frische essbare Grün ist der Bärlauch, der meist ab Mitte März in den Wäldern wächst. Bitterstoffreiche Salate und Löwenzahn helfen dem Körper in der Umstellungsphase.

SEAFOOD

In Norwegen verläuft nördlich des Polarkreises der stärkste Gezeitenstrom der Welt – der „Saltstraumen". Der norwegische Seelachs gehört zu den wenigen Arten, die diesem gefährlichen Strom standhalten können. Der silberne Fisch mit dunkel gefärbtem Rücken ist ein ausgezeichneter Speisefisch.

Erstfrühling

APRIL

Der Körper stellt vom Kälte- nun wieder auf das Lichtsignal um!

LICHT

Der Sonnenstand beträgt bereits mehr als 45 Grad! Jetzt können Sie auch wieder Energie aus UVB tanken. Checken Sie die Dminder-App: Sobald der UV-Index 3 beträgt, können Sie loslegen. Beachten Sie aber die angegebene Dosisobergrenze für Ihren Hauttyp!

Die größte Ausbeute an Energie und Vitamin-D-Bildung hat man mit möglichst großer Oberfläche! Das heißt: je weniger Bekleidung, desto besser. In Badekleidung bekommen Sie auf 90 Prozent Ihrer Haut Sonne ab; sind Sie angezogen, nur auf Gesicht und Armen: Das sind dann 15 Prozent. – Oder Sie lassen sich von der Sonne küssen, wie Gott Sie schuf.

Tipp für den Mann: Wenn Sie die Sonne an Ihre Kronjuwelen lassen, kurbeln Sie damit auch gleich die Testosteronproduktion an. Achtung, gerade dort ist die Haut sehr empfindlich – also nicht verbrennen!

PFLANZEN

Die ersten Blätter entfalten sich. Essensmäßig empfiehlt sich bis zur ersten Ernte in unserer Region noch Low Carb. Frühsalate kommen nun zu den Sprossen hinzu.

FISCHE

Lachsforellen sind Süßwasserfische, die Omega 3 enthalten, da sie im kalten Wasser leben. Wie alle Fische liefern sie ebenso Zink und Selen, enthalten jedoch keine natürlichen Iodine. Die rötliche Färbung erhalten sie durch Astaxanthin, welches sie durch kleine Krebse oder Garnelen aufnehmen.

Vollfrühling

MAI

LICHT

Der Sonnenstand beträgt nun zwischen 50 und 60 Grad und ermöglicht eine gute Energieausbeute und Vitamin-D-Bildung in der Haut.

–

Seit März hat sich bei regelmäßiger Sonnenexposition bereits eine Sonnenhaut entwickelt. Abgesehen von der Bräunung ist sie etwas dicker, damit ist sie gegen freie Radikale – die zu 50 Prozent durch UV-Licht und zu 50 Prozent durch sichtbares Licht und Infrarot verursacht werden – gut gerüstet. Die Schutzmechanismen steigern sich zusammen mit der natürlichen Strahlung. Da wir schon lange aufrecht gehen und evolutionär gesehen nicht in der Sonne gelegen sind, gibt es für Kopfhaut und Schultern einen besonderen Schutz: die Haare. Sie sind früher auch über die besonders exponierte Nacken- und Schulternpartie gefallen. Mode und Haarverlust im Laufe des Lebens erfordern deshalb einen Ausgleich mittels Kappe oder Hut.

PFLANZEN

Die Bäume blühen, und auch die Spätzünder entfalten nun ihre Blätter. Jetzt ist das Hauptsignal auch für uns wieder das Sonnenlicht! Nun können, wenn die Sonne gut genutzt wird, auch wieder Kohlenhydrate gegessen werden, die uns die ersten lokalen Ernten bereitstellen. Je mehr Sonnenlicht vorhanden ist und auch genutzt wird, umso besser können Kohlenhydrate verstoffwechselt werden. Befinden Sie sich weiterhin den ganzen Tag indoor, sollten Sie sich eher „low carb" ernähren.

–

Erdbeeren: Aus botanischer Sicht zählt die „Scheinfrucht" der Erdbeere zwar nicht zu den Beeren, aber es sind trotzdem die ersten frischen Früchte im Jahr. Walderdbeeren reifen den ganzen Sommer über.

SEAFOOD

Mit der begehrten „Maischolle" beginnt die Hauptfangsaison der Schollen im Frühsommer. Die jungen Schollen werden im Nordatlantik oder in der Nordsee gefangen.

Frühsommer

JUNI

LICHT

Sommersonnwende ist am 21. Juni.

–

Sollten Sie die Adaptierung an die Sonne versäumt haben, machen Sie eine Astaxanthin-Kur: vier Wochen vor dem Urlaub, 4–8 mg täglich. Verwenden Sie Kokosöl als Hautpflege.

Wer nicht an die Sonne gewöhnt ist und erst im Urlaub plötzlich den ganzen Tag UV-Strahlen ausgesetzt ist, sollte sich vor allem mit Stoff vor einem Sonnenbrand schützen: Hüte mit breiter Krempe, damit auch das Gesicht geschützt ist, sowie langärmelige, aber luftige und leichte Kleidung eignen sich dafür sehr gut.

PFLANZEN

Alles blüht: Gräser, Holunder, Linden, Rosen.
Es gibt die ersten Himbeeren und Ribisel.

–

Das erste Sommerobst – Kirschen – sowie Gartengemüse kommt auf den Tisch.

SEAFOOD

Matjes sind besonders milde Heringe, die im traditionellen Verfahren durch fischeigene Enzyme in einer Salzlake reifen. Die Heringe werden Ende Mai bis Anfang Juni gefangen, bevor ihre Fortpflanzungszeit beginnt.

Hochsommer

ENDE JUNI/ANFANG AUGUST

LICHT

Trotz intensiver Verwendung von Sonnenschutzmitteln seit den 1980er-Jahren steigt die Hautkrebsrate. Laut Studien sind nicht so sehr die UVB-Strahlen für Hautkrebs verantwortlich, sondern die tief in die Hautschichten eindringenden UVA-Strahlen. Tests zeigen, dass manche Sonnencremen keinen ausreichenden Schutz vor potenziell krebserregenden UVA-Strahlen bieten. Indem die meisten Sonnencremes UVB-Strahlen blockieren, sinkt zugleich der Vitamin-D-Spiegel im Blut um 97 bis 99 Prozent. Ein Vitamin-D-Mangel kann wiederum bestimmte Krebsarten fördern.

PFLANZEN

Himbeeren, Schwarze Johannisbeeren, Ribisel und Stachelbeeren sind reif! Wildfrüchte wie Walderdbeeren, erste wilde Himbeeren und Heidelbeeren sind zu entdecken und besonders aromatisch. Übrigens, die Angst vor dem Fuchsbandwurm ist unbegründet: Der Verzehr von Waldbeeren konnte als Risikofaktor nicht bestätigt werden (Conraths et al., 2017, Kern et al., 2004).

–

Wer tropische Früchte liebt, sollte sie jetzt essen – in dieser Zeit entsprechen sie am ehesten den heimischen Lichtzyklen.

–

Es beginnt auch die Getreideernte.

FISCHE

Die Zeit des Grundlsee-Saiblings sind die stets herbeigesehnten Monate Juli und August – so gut schmeckt der einheimische Sommer!

Spätsommer

AUGUST

LICHT

Im Sommer kommt tagsüber der höchste Blaulichtanteil in der Natur vor. Blau ist für das Gehirn ein eindeutiges Tagsignal. Künstliche Blaulichtexposition durch Bildschirme, LED, Energiesparlampen etc. gibt also Signale, die zwar wirken, dies aber auch zum falschen Zeitpunkt tun können! Blaulichtexposition am Nachmittag und abends ist immer ein „Falsch"-Signal. Es hindert das Gehirn daran, in den „Nacht-Modus" zu schalten. Achten Sie auch während der lichtreichen Zeit auf guten Schutz vor dem Blausignal am Abend und in der Nacht. Verwenden Sie abends Blaufilterbrillen oder Clip-ons, die alle Frequenzen kleiner als 550 nm herausfiltern, und tragen Sie diese bis zum Lichtabdrehen.

PFLANZEN

Es ist Erntehochsaison im Garten! Jetzt wird vieles gleichzeitig reif, mehr, als man oft essen kann. Tomaten werden durch Einkochen zu Sugo oder Ketchup sogar wertvoller: Der Lycopingehalt verdoppelt sich.

–

Heidelbeeren: Die kugeligen tiefblauen Früchte findet man zwar bereits im Juli, aber auch jetzt ist Erntezeit. Sie reifen in höheren Lagen bis in den Oktober.

–

Vogelbeeren: Die scharlachroten Früchte der Eberesche sind für Menschen bedingt essbar. Sie enthalten zwar viel Vitamin C (bis zu 100 mg pro 100 g Beeren), müssen jedoch durch Kochen genießbar gemacht werden – dabei wird Vitamin C um etwa ein Drittel abgebaut.

FISCHE

Reinanke – von Juli bis Mitte Oktober kommt dieser edle Fisch direkt aus dem klaren und mystischen Hallstätter See auf den Teller.

Frühherbst

SEPTEMBER

LICHT

Der Sonnenstand sinkt unter 45 Grad. Nutzen Sie die letzten Stunden für etwas Energietransfer und Vitamin-D-Produktion um die Mittagszeit.

–

Lassen Sie Ihren Vitamin-D-Status im Labor überprüfen.

PFLANZEN

Jetzt ist in der Natur Erntezeit; Zwetschken, Hollerbeeren, Brombeeren, Birnen sind reif. Dies ist auch die Zeit der Pilze.

SEAFOOD

Jakobsmuscheln etwa sind zwar ganzjährig erhältlich, wenn man aber den Rogen – der nicht ganzjährig vorhanden und genießbar ist – mitverwenden möchte, muss man sie jetzt essen. Die bei uns erhältlichen stammen vorwiegend aus den Gewässern vor der Nordküste Frankreichs bis zu den Küsten Schottlands und Norwegens.

Vollherbst

ENDE SEPTEMBER/OKTOBER

LICHT

Auch wenn es noch immer sonnig und untertags auch warm ist, ist keine relevante Vitamin-D-Bildung über die Haut mehr möglich. Das erkennen Sie daran, dass Ihr eigener Schatten länger ist als Ihre Körpergröße. Wenn Sie es genau wissen wollen, checken Sie die Dminder-App.

–

Überprüfen Sie Ihren Omega-3-Index nach Schacky. Dieser gibt den Einbau von DHA und EPA-Omega-3 in Zellmembranen in Prozent an. Er ist nicht zu verwechseln mit dem Fettsäurestatus, welcher lediglich die Menge von DHA und EPA-Omega-3 angibt, die im Blut herumschwimmen, was nicht relevant ist. Relevant ist, wie viel Omega 3 in den Membranen Ihrer roten Blutkörperchen eingebaut ist und nicht, wie viel im Blut ist, herumschwimmt.

–

Vorbereitung auf die Kältetherapie (siehe Kälteprotokoll)

PFLANZEN

Obsternte; Walnüsse sind reif, Laubbäume verfärben sich.

–

Sanddorn: Die erbsengroßen orangen Scheinbeeren auf dem dicht bedornten Strauch sind jetzt reif. Der Strauch selbst bleibt bis in den Winter belaubt.

WILDSAISON

Genießen Sie Wildfleisch! Die Tiere leben artgerecht unter freiem Himmel.

–

Fermentieren ist eine gute Möglichkeit, Gemüse für den Winter haltbar zu machen.

SEAFOOD

Eismeergarnelen – auch als Kaltwassergarnelen bekannt – sind ganzjährig erhältlich. Sie leben in den norwegischen Fjorden. – Ein Leckerbissen, der perfekt zu Pfannengerichten und Suppen passt.

Spätherbst

ENDE OKTOBER/ANFANG NOVEMBER

LICHT

Der UV-Index ist nun unter 2,5.
Es ist keine Vitamin-D-Bildung mehr möglich.

–

Das Hauptsignal für unseren Körper ist ab jetzt die Kälte, der Körper schaltet auf Winterstoffwechsel um! Wenn der Omega-3-Index bei über 8 Prozent liegt, ist das die perfekte Zeit, um mit der Kältetherapie – bevorzugt im Freien – zu beginnen. Die Wassertemperatur liegt bei 10 Grad und sinkt Anfang November auf 4 Grad Celsius. Weniger wird es nicht mehr, selbst unter einer Eisschicht – mit einer Ausnahme: Bei fließendem Gewässer können es sogar 3 Grad werden.

PFLANZEN

Die Bäume werfen die Blätter ab, die Vegetationsruhe beginnt.

–

Hagebutten: Die Früchte der Heckenrose werden jetzt reif – und finden sich auch noch im Winter an den Sträuchern.

SEAFOOD

Die atlantische Makrele wird im Herbst gefangen, wenn ihr Fettgehalt mit ca. 30 Prozent am höchsten ist. Neben der reichen Ausbeute an Omega-3-Fett enthält sie auch Coenzym Q10.

Winter

ENDE NOVEMBER BIS MITTE FEBRUAR

LICHT

Der Sonnenwinkel beträgt nun weniger als 20 Grad. Am 21. Dezember, der Wintersonnenwende, erleben die nördlichen Mittelbreiten den kürzesten Tag des Jahres: Winterbeginn. Ab jetzt wandert die Sonne wieder gegen Norden, die Tage werden erfreulicherweise schon wieder länger.

–

Die Kältetherapie hat Hochsaison! Jetzt ist auch intermittierendes Fasten eine hervorragende Idee, um die Reparatur auf Hochtouren laufen zu lassen! Essen Sie nur, was ehrlicherweise draußen zu bekommen wäre. Eingelagertes geht nun auch langsam zu Ende.

PFLANZEN

Vegetationsruhe

–

Preiselbeeren: kugelige, glänzend rote Beeren, die Früchte der zweiten Generation findet man noch im Winter an der Pflanze. Ebenso die scharlachroten, säuerlichen, länglichen Früchte der Berberitze.

–

Beeren können auch als Tiefkühlware im Winter und im Frühjahr bis zur ersten Ernte Verwendung finden, da sie arm an Fruchtzucker sind.

–

Sprossen auf dem Fensterbrett sind eine willkommene Quelle an frischen Vitaminen. Platz für ein Sprossen-Keimglas findet sich selbst in der kleinsten Wohnung.

SEAFOOD

Der Winter ist die Hauptsaison des Wildlachses, während der Zuchtlachs das ganze Jahr über Saison hat. Skrei nennt sich der arktische Winterkabeljau, eine Wildfang-Delikatesse, die es nur im Winter und auch nur aus Norwegen gibt.

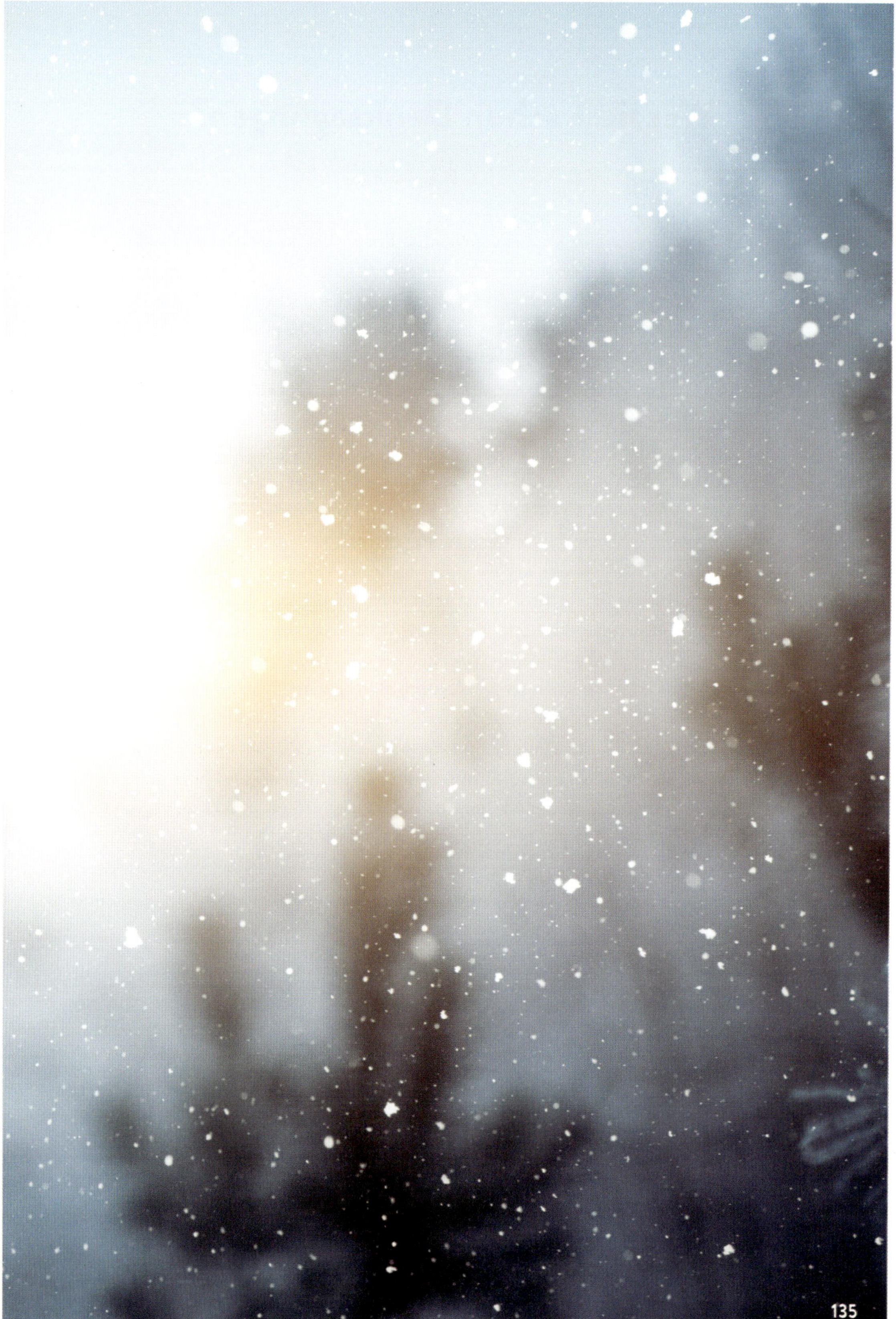

Wer liest schon Danksagungen?

Marcus Tullius Cicero meinte: „Keine Schuld ist dringender als die, Dank zu sagen."

Unter meinen KollegInnen möchte ich mich vor allem bei Dr. Jack Kruse bedanken, dessen Wissen beeindruckend, kontrovers und unglaublich inspirierend ist! Thank you Jack! Nicht, dass ich nicht alles nachgeprüft hätte, aber das ist wohl genau deine Art, einem etwas beizubringen! Ich möchte Ihnen auch einige andere meiner LehrerInnen vorstellen und mich so in Dankbarkeit vor ihnen verneigen: Mae-Wan Ho, Gilbert Ling, Stephen Hawking, Albert Szent-Györgyi, Robert O. Becker, Richard Feynman, Gerald H. Pollack, Jim Al-Khalili, Michael A. Crawford, Roger Penrose, Doug Wallace, Charles Darwin, Martin L. Pall, Nick Lane, William Martin ...

Ihre Forschungen und ihr Wissen haben mich geprägt und meine Sicht der Dinge und meine Arbeit verändert. Wie spannend ist es, in dieser Zeit leben zu dürfen! Die Fakten hinter dem Energiecode sind hochkomplex. Oft wurde mir die Kluft zwischen Verstehen, Gedanken formulieren und Aussprechen bewusst! Noch viel wichtiger: Wie kommt es beim Gegenüber, also bei Ihnen, an? Hier bin ich meiner Mit-Autorin Eva Komarek zu höchstem Dank verpflichtet: Sie hat sich die Zeit genommen und sich die Mühe gemacht, zu mir in den Elfenbeinturm zu steigen und sich alles erklären zu lassen. Mit ihren Worten wird die komplexe Information sowohl einfach als auch richtig und amüsant zu lesen. Zumindest hoffen wir das!

Eine große Hilfe als kritische Testleser waren meine Freunde Elisabeth Geyer-Schulz und Martin Bierwolf – vielen Dank, meine Lieben!

Für die Umsetzung dieses Projekts danke ich dem Verlag und unserer Lektorin Sabine Edith Braun ganz herzlich.

Zum Schluss bedanke ich mich natürlich auch bei meinem Mann, der stundenlang mit mir über Physik diskutiert hat. „Ich denke, man kann mit Sicherheit sagen, dass niemand die Quantenmechanik versteht." Diese Aussage des Nobelpreisträgers Feynman hat mich schon immer getröstet ...

Dr. med. Doris Eller-Berndl

2013 habe ich im Rahmen einer Recherche zum Thema Manager und Stress Dr. Doris Eller-Berndl kennengelernt. Statt der üblichen Ratschläge zur Entschleunigung gab sie mir Einblick in eine völlig andere Sichtweise, die den menschlichen Körper als interagierenden Teil seiner Umwelt betrachtet. Ich war sofort fasziniert. Ich begann, mich damit zu beschäftigen, habe viele Bücher dazu verschlungen und bin bis in die Welt der Biohacker vorgedrungen. Danke dafür, liebe Doris, dass du diese Türe für mich geöffnet hast! Mein Dank gilt auch Matthias Opis, der als Geschäftsführer der Styria Buchverlage nach ein paar Gesprächen mit mir über das Thema Gesundheit den Vorschlag machte, gemeinsam mit Dr. Eller-Berndl ein Buch dazu zu schreiben. Und schließlich möchte ich mich ganz besonders bei meiner Assistentin Lucia Hirschmann bedanken, die im Entstehungsprozess dieses Buches geduldig Hunderte Texte gelesen hat, kritisch hinterfragte und so lange nicht lockerließ, bis auch komplexe medizinische Zusammenhänge für Laien klar verständlich waren. Ich weiß, das war nicht immer leicht. Ich hoffe, dass Sie aus dem Buch auch für Ihren Alltag etwas mitnehmen können.

Eva Komarek

Quellenangaben

KAPITEL 01

EINE FRAGE DER FREQUENZEN

AO, J., WOOD, J. P., CHIDLOW, G., GILLIES, M. C. & CASSON, R. J. 2018. Retinal pigment epithelium in the pathogenesis of age-related macular degeneration and photobiomodulation as a potential therapy? Clin Exp Ophthalmol, 46, 670–686.

ARTURO SOLÍS HERRERA, M. D. C. A. E. 2017. Melanin and Genomic Instability in Human Cancer. Cancer Stud Ther J 2(4): 1–6.

AVCI, P., GUPTA, A., SADASIVAM, M., VECCHIO, D., PAM, Z., PAM, N. & HAMBLIN, M. R. 2013. Low-level laser (light) therapy (LLLT) in skin: stimulating, healing, restoring. Seminars in cutaneous medicine and surgery, 32, 41–52.

BUHR, E. D., YUE, W. W. S., REN, X., JIANG, Z., LIAO, H.-W. R., MEI, X., VEMARAJU, S., NGUYEN, M.-T., REED, R. R., LANG, R. A., YAU, K.-W. & VAN GELDER, R. N. 2015. Neuropsin (OPN5)-mediated photoentrainment of local circadian oscillators in mammalian retina and cornea. Proceedings of the National Academy of Sciences of the United States of America, 112, 13093–13098.

CHAI, B., YOO, H. & POLLACK, G. H. 2009. Effect of radiant energy on near-surface water. The journal of physical chemistry. B, 113, 13953–13958.

CHEN, C.-S., CHUNG, W.-J., HSU, I. C., WU, C.-M. & CHIN, W.-C. 2012. Force field measurements within the exclusion zone of water. Journal of biological physics, 38, 113–120.

HAMBLIN, M. R. 2016. Shining light on the head: Photobiomodulation for brain disorders. BBA clinical, 6, 113-124.

HANIFIN, J. P., STEWART, K. T., SMITH, P., TANNER, R., ROLLAG, M. & BRAINARD, G. C. 2006. High-intensity red light suppresses melatonin. Chronobiol Int, 23, 251–68.

HENDERSON, T. A. & MORRIES, L. D. 2015. Near-infrared photonic energy penetration: can infrared phototherapy effectively reach the human brain? Neuropsychiatric disease and treatment, 11, 2191–2208.

HERRERA, A. S. 2015. The unsuspected capacity of melanin to transform light energy into chemical energy and the surprising anoxia tolerance of chrysemys picta. MOJ Cell Sci Rep, 2(3):74–79.

HO, M. W. 2015. Illuminating water and life: Emilio Del Giudice. Electromagn Biol Med, 34, 113–22.

HÖFLING, D. B., CHAVANTES, M. C., BUCHPIGUEL, C. A., CERRI, G. G., MARUI, S., CARNEIRO, P. C. & CHAMMAS, M. C. 2018. Safety and Efficacy of Low-Level Laser Therapy in Autoimmune Thyroiditis: Long-Term Follow-Up Study. International journal of endocrinology, 2018, 8387530–8387530.

HOLICK, M. F. 2016. Biological Effects of Sunlight, Ultraviolet Radiation, Visible Light, Infrared Radiation and Vitamin D for Health. Anticancer Res, 36, 1345–56.

LEE, J. A., LEE, D., PARK, S., LEE, H. & KIM, S. J. 2018. Non-negligible Water-permeance through Nanoporous Ion Exchange Medium. Scientific Reports, 8, 12842.

MALTEPE, E. & SAUGSTAD, O. D. 2009. Oxygen in Health and Disease: Regulation of Oxygen Homeostasis-Clinical Implications. Pediatric Research, 65, 261–268.

G. MONTAGNOLI, B. F. E. E. 1983. Molecular Models of Photoresponsiveness. Springer Verlag, NATO ASI Series, Series A: Life Sciences.

POLLACK, G. H., FIGUEROA, X. & ZHAO, Q. 2009. Molecules, water, and radiant energy: new clues for the origin of life. International journal of molecular sciences, 10, 1419–1429.

RAMAGOPALAN, S. V., HEGER, A., BERLANGA, A. J., MAUGERI, N. J., LINCOLN, M. R., BURRELL, A., HANDUNNETTHI, L., HANDEL, A. E., DISANTO, G., ORTON, S.-M., WATSON, C. T., MORAHAN, J. M., GIOVANNONI, G., PONTING, C. P., EBERS, G. C. & KNIGHT, J. C. 2010. A ChIP-seq defined genome-wide map of vitamin D receptor binding: associations with disease and evolution. Genome research, 20, 1352–1360.

SÁNCHEZ-BARACALDO, P., RAVEN, J. A., PISANI, D. & KNOLL, A. H. 2017. Early photosynthetic eukaryotes inhabited low-salinity habitats. Proceedings of the National Academy of Sciences, 114, E7737–E7745.

SHARMA, A., ADAMS, C., CASHDOLLAR, B. D., LI, Z., NGUYEN, N. V., SAI, H., SHI, J., VELCHURU, G., ZHU, K. Z. & POLLACK, G. H. 2018. Effect of Health-Promoting Agents on Exclusion-Zone Size. Dose-response: a publication of International Hormesis Society, 16, 1559325818796937–1559325818796937.

SHARMA, A. & POLLACK, G. H. 2020. Healthy fats and exclusion-zone size. Food Chem, 316, 126305.

SOLS-HERRERA, A., MARADEL-CARMENARIASESPARZA, C., SOLS-ARIAS, R. I., SOLS-ARIAS, P. E. & SOLS-ARIAS, M. P. 2010. The unexpected capacity of melanin to dissociate the water molecule fills the gap between the life before and after ATP. Biomedical Research-tokyo, 21, 0.

BÜCHER

ALEXANDER WUNSCH, Die Kraft des Lichts: Warum wir gutes Licht brauchen und schlechtes Licht uns krank macht, 2019.

GERALD H. POLLACK, Wasser. Viel mehr als H_2O, 2015.

MAE-WAN HO, The Rainbow and the Worm. The Physics of Organisms, 1993.

UWE GRÖBER/MICHAEL F. HOLICK, Vitamin D, 2020.

NAHRUNG IST KONDENSIERTES LICHT

BRADBURY, J. 2011. Docosahexaenoic Acid (DHA): An Ancient Nutrient for the Modern Human Brain. Nutrients, 3, 529–554.

CRAWFORD, M. A. & BROADHURST, C. L. 2012. The role of docosahexaenoic and the marine food web as determinants of evolution and hominid brain development: the challenge for human sustainability. Nutr Health, 21, 17–39.

FAGUNDES, A. A. 2013. Evaluating autonomic activation by auricular acupuncture using wavelet transform analysis. Med Sci Tech, 54, 87–92.

FARZANEH-FAR, R., LIN, J., EPEL, E. S., HARRIS, W. S., BLACKBURN, E. H. & WHOOLEY, M. A. 2010. Association of marine omega-3 fatty acid levels with telomeric aging in patients with coronary heart disease. Jama, 303, 250–7.

HARRIS, W. S. & VON SCHACKY, C. 2004. The Omega-3 Index: a new risk factor for death from coronary heart disease? Prev Med, 39, 212–20.

MIHRSHAHI, S., DING, D., GALE, J., ALLMAN-FARINELLI, M., BANKS, E. & BAUMAN, A. E. 2017. Vegetarian diet and all-cause mortality: Evidence from a large population-based Australian cohort – the 45 and Up Study. Preventive Medicine, 97, 1–7.

POTTALA, J. V., GARG, S., COHEN, B. E., WHOOLEY, M. A. & HARRIS, W. S. 2010. Blood Eicosapentaenoic and Docosahexaenoic Acids Predict All-Cause Mortality in Patients With Stable Coronary Heart Disease: The Heart and Soul Study. Circulation: Cardiovascular Quality and Outcomes, 3, 406–412.

RUPP, H. & RUPP, K. G. 2014. Adverse effects of ethyl esters or oxidation products in omega-3 preparations? Cardiovascular Journal of Africa, 25, 86–87.

STRAIN, J., YEATES, A. J., VAN WIJNGAARDEN, E., THURSTON, S. W., MULHERN, M. S., MCSORLEY, E. M., WATSON, G. E., LOVE, T. M., SMITH, T. H., YOST, K., HARRINGTON, D., SHAMLAYE, C. F., HENDERSON, J., MYERS, G. J. & DAVIDSON, P. W. 2015. Prenatal exposure to methyl mercury from fish consumption and polyunsaturated fatty acids: associations with child development at 20 mo of age in an observational study in the Republic of Seychelles. The American Journal of Clinical Nutrition.

WEISER, M. J., BUTT, C. M. & MOHAJERI, M. H. 2016. Docosahexaenoic Acid and Cognition throughout the Lifespan. Nutrients, 8, 99.

WIJESUNDERA, C. 2008. The influence of triacylglycerol structure on the oxidative stability of polyunsaturated oils. Lipid Technology, 20, 199–202.

BÜCHER

ANTON ZEILINGER, Einsteins Spuk; Teleportation und weitere Mysterien der Quantenphysik, 2007

KAPITEL 02

SIGNALE UND SENSOREN

CHEVALIER, G., SINATRA, S. T., OSCHMAN, J. L., SOKAL, K. & SOKAL, P. 2012. Earthing: health implications of reconnecting the human body to the Earth's surface electrons. J Environ Public Health, 2012, 291541.

FLANDROY, L., POUTAHIDIS, T., BERG, G., CLARKE, G., DAO, M.-C., DECAESTECKER, E., FURMAN, E., HAAHTELA, T., MASSART, S., PLOVIER, H., SANZ, Y. & ROOK, G. 2018. The impact of human activities and lifestyles on the interlinked microbiota and health of humans and of ecosystems. Science of The Total Environment, 627, 1018–1038.

HANSEN, M. M., JONES, R. & TOCCHINI, K. 2017. Shinrin-Yoku (Forest Bathing) and Nature Therapy: A State-of-the-Art Review. International journal of environmental research and public health, 14, 851.

IDENO, Y., HAYASHI, K., ABE, Y., UEDA, K., ISO, H., NODA, M., LEE, J.-S. & SUZUKI, S. 2017. Blood pressure-lowering effect of Shinrin-yoku (Forest bathing): a systematic review and meta-analysis. BMC complementary and alternative medicine, 17, 409–409.

LANDIS, E. G., YANG, V., BROWN, D. M., PARDUE, M. T. & READ, S. A. 2018. Dim Light Exposure and Myopia in Children. Investigative Ophthalmology & Visual Science, 59, 4804–4811.

LINGHAM, G., MACKEY, D. A., LUCAS, R. & YAZAR, S. 2020. How does spending time outdoors protect against myopia? A review. British Journal of Ophthalmology, 104, 593–599.

LI, Q. 2010. Effect of forest bathing trips on human immune function. Environmental health and preventive medicine, 15, 9–17.

LI, Q. 2019. [Effect of forest bathing (shinrin-yoku) on human health: A review of the literature]. Sante Publique, S1, 135–143.

MENIGOZ, W., LATZ, T. T., ELY, R. A., KAMEI, C., MELVIN, G. & SINATRA, D. 2020. Integrative and lifestyle medicine strategies should include Earthing (grounding): Review of research evidence and clinical observations. Explore (NY), 16, 152–160.

NAGAI, N., AYAKI, M., YANAGAWA, T., HATTORI, A., NEGISHI, K., MORI, T., NAKAMURA, T. J. & TSUBOTA, K. 2019. Suppression of Blue Light at Night Ameliorates Metabolic Abnormalities by Controlling Circadian Rhythms. Investigative Ophthalmology & Visual Science, 60, 3786–3793.

OCHIAI, H., IKEI, H., SONG, C., KOBAYASHI, M., MIURA, T., KAGAWA, T., LI, Q., KUMEDA, S., IMAI, M. & MIYAZAKI, Y. 2015. Physiological and Psychological Effects of a Forest Therapy Program on Middle-Aged Females. International journal of environmental research and public health, 12, 15222–15232.

ONDRUSOVA, K., FATEHI, M., BARR, A., CZARNECKA, Z., LONG, W., SUZUKI, K., CAMPBELL, S., PHILIPPAERT, K., HUBERT, M., TREDGET, E., KWAN, P., TOURET, N., WABITSCH, M., LEE, K. Y. & LIGHT, P. E. 2017. Subcutaneous white adipocytes express a light sensitive signaling pathway mediated via a melanopsin/TRPC channel axis. Scientific Reports, 7, 16332.

OSCHMAN, J. L., CHEVALIER, G. & BROWN, R. 2015. The effects of grounding (earthing) on inflammation, the immune response, wound healing, and prevention and treatment of chronic inflammatory and autoimmune diseases. J Inflamm Res, 8, 83–96.

PAUL, K. N., SAAFIR, T. B. & TOSINI, G. 2009. The role of retinal photoreceptors in the regulation of circadian rhythms. Reviews in endocrine & metabolic disorders, 10, 271–278.

SMITH, D., MARTINELLI, R., BESRA, G., ILLARIONOV, P., SZATMARI, I., BRAZDA, P., ALLEN, M., XU, W., WANG, X., NAGY, L., DOWELL, R., ROOK, G., ROSA BRUNET, L. & LOWRY, C. 2019. Identification and characterization of a novel anti-inflammatory lipid isolated from Mycobacterium vaccae, a soil-derived bacterium with immunoregulatory and stress resilience properties. Psychopharmacology.

TORII, H., KURIHARA, T., SEKO, Y., NEGISHI, K., OHNUMA, K., INABA, T., KAWASHIMA, M., JIANG, X., KONDO, S., MIYAUCHI, M., MIWA, Y., KATADA, Y., MORI, K., KATO, K., TSUBOTA, K., GOTO, H., ODA, M., HATORI, M. & TSUBOTA, K. 2017. Violet Light Exposure Can Be a Preventive Strategy Against Myopia Progression. EBioMedicine, 15, 210–219.

BÜCHER

CLEMENS G. ARVAY, Biophilia in der Stadt. Wie wir die Heilkraft der Natur in unsere Städte bringen, 2018.

QING LI, Die wertvolle Medizin des Waldes, 2018.

KAPITEL 03
MITOCHONDRIEN

AL, D. G. E. 2020. Mitochondria in cancer. Cell Stress, Vol. 4, No. 6, pp. 114 - 146; doi: 10.15698/cst2020.06.22.

HARRIS, E. D., RAYTON, J. K., BALTHROP, J. E., DISILVESTRO, R. A. & GARCIA-DE-QUEVEDO, M. 1980. Copper and the synthesis of elastin and collagen. Ciba Found Symp, 79, 163–82.

MARTIN, W. F., TIELENS, A. G. M., MENTEL, M., GARG, S. G. & GOULD, S. B. 2017. The Physiology of Phagocytosis in the Context of Mitochondrial Origin. Microbiology and Molecular Biology Reviews, 81, e00008-17.

MARTÍNEZ-REYES, I. & CHANDEL, N. S. 2020. Mitochondrial TCA cycle metabolites control physiology and disease. Nature Communications, 11, 102.

PORPORATO, P. E., FILIGHEDDU, N., PEDRO, J. M. B.-S., KROEMER, G. & GALLUZZI, L. 2018. Mitochondrial metabolism and cancer. Cell Research, 28, 265–280.

TOMASELLI, V. P. 1974. Electrical properties of hydrated collagen. II. Semiconductor properties. Biopolymers, 13, 2423–34.

WALLACE, D. C. 2012. Mitochondria and cancer. Nature reviews. Cancer, 12, 685–698.

ZAMORANO, A. F. D. A. P. 2013. Mitochondria and the evolutionary roots of cancer Phys. Biol. 10 026008.

BÜCHER

NICK LANE, Der Funke des Lebens,. 2017

AL KHALILI, JOHNJOE MC FADDEN, Der Quantenbeat des Lebens, 2015.

BRUCE BRODIE, Why are we here? 2019

TRIVENI P. SHUKLA, Immortal mitochondria, 2019.

KAPITEL 04

MODERNE WELT MIT NEBENWIRKUNGEN

https://www.health.harvard.edu/staying-healthy/blue-light-has-a-dark-side

BLANK, M. & GOODMAN, R. 2011. DNA is a fractal antenna in electromagnetic fields. Int J Radiat Biol, 87, 409–15.

DERKACZ, A., GAWRYS, J., GAWRYS, K., PODGORSKI, M., MAGOTT-DERKACZ, A., POREBA, R. & DOROSZKO, A. 2018. Effect of electromagnetic field accompanying the magnetic resonance imaging on human heart rate variability – a pilot study. International Journal of Injury Control and Safety Promotion, 25, 229–231.

GILDER, S. A., WACK, M., KAUB, L., ROUD, S. C., PETERSEN, N., HEINSEN, H., HILLENBRAND, P., MILZ, S. & SCHMITZ, C. 2018. Distribution of magnetic remanence carriers in the human brain. Scientific Reports, 8, 11363.

HAO Y-H, ZHAO L, PENG R-Y. Effects of microwave radiation on brain energy metabolism and related mechanisms. Military Medical Research. 2015;2:4-. doi: 10.1186/s40779-015-0033-6. PubMed PMID: 26000171.

HECHT, K. 2012. Zu den Folgen der Langzeitwirkungen von Elektrosmog. Schriftenreihe der Kompetenzinitiative zum Schutz von Mensch, Umwelt und Demokratie, Heft 6.

KIM JH, LEE J-K, KIM H-G, KIM K-B, KIM HR. Possible Effects of Radiofrequency Electromagnetic Field Exposure on Central Nerve System. Biomol Ther (Seoul). 2019;27(3):265–75. doi: 10.4062/biomolther.2018.152. PubMed PMID: 30481957.

MCCRATY, R., ATKINSON, M., STOLC, V., ALABDULGADER, A. A., VAINORAS, A. & RAGULSKIS, M. 2017. Synchronization of Human Autonomic Nervous System Rhythms with Geomagnetic Activity in Human Subjects. International journal of environmental research and public health, 14, 770.

SINGH, P., DOTI, R., LUGO, J. E., FAUBERT, J., RAWAT, S., GHOSH, S., RAY, K. & BANDYOPADHYAY, A. DNA as an Electromagnetic Fractal Cavity Resonator: Its Universal Sensing and Fractal Antenna Behavior. In: PANT, M., RAY, K., SHARMA, T. K., RAWAT, S. & BANDYOPADHYAY, A., eds. Soft Computing: Theories and Applications, 2018// 2018 Singapore. Springer Singapore, 213–223.

WANG, C. X., HILBURN, I. A., WU, D. A., MIZUHARA, Y., COUSTE, C. P., ABRAHAMS, J. N. H., BERNSTEIN, S. E., MATANI, A., SHIMOJO, S. & KIRSCHVINK, J. L. 2019. Transduction of the Geomagnetic Field as Evidenced from alpha-Band Activity in the Human Brain. eNeuro, 6.

WEVER, R. 1970. The effects of electric fields on circadian rhythmicity in men. Life Sci Space Res, 8, 177–87.

VANDEWALLE, G., MIDDLETON, B., RAJARATNAM, S. M., STONE, B. M., THORLEIFSDOTTIR, B., ARENDT, J. & DIJK, D. J. 2007. Robust circadian rhythm in heart rate and its variability: influence of exogenous melatonin and photoperiod. J Sleep Res, 16, 148–55.

VAN WIJNGAARDEN E, SAVITZ DA, KLECKNER RC, CAI J, LOOMIS D. Exposure to electromagnetic fields and suicide among electric utility workers: a nested case-control study. West J Med. 2000;173(2):94–100. doi: 10.1136/ewjm.173.2.94. PubMed PMID: 10924428.

BÜCHER

ROBERT O. BECKER, Cross Currents – the Perils of Electropollution, the Promise of Electromedicine.

ROBERT O. BECKER, The Body Electric: Electromagnetism And The Foundation Of Life.

MAE WAN HO, The Rainbow and the Worm, The physics of Organisms.

FRANK S. BARNES, BEN GREENEBAUM, Bioengineering and Biophysical Aspects of Eleketromagnetic Fields.

MARTIN H. VIRNICH, Baubiologische EMF-Messtechnik.

ÜBERSICHTSARBEIT

CHERRY, Schumann Resonances, a plausible biophysical mechanism for the human health effects of Solar/ Geomagnetic Activity, 2001, freies PDF (51 Seiten).

STUDIE UNFALLVERSICHERUNGSANSTALT AUVA

AUVA Band 70 ATHEM-2 – Untersuchung athermischer Wirkungen elektromagnetischer Felder im Mobilfunkbereich: https://www.auva.at/cdscontent/?contentid=10007.769605&portal=auvaportal&viewmode=content

Die EUROPAEM EMF Leitlinie 2016 ist in der internationalen Fachzeitschrift Reviews on Environmental Health veröffentlicht und online (Open Access) verfügbar. Die deutsche Version wurde aktualisiert.

KAPITEL 05
IM RHYTHMUS DER NATUR

BUONFIGLIO, D., PARTHIMOS, R., DANTAS, R., CERQUEIRA SILVA, R., GOMES, G., ANDRADE-SILVA, J., RAMOS-LOBO, A., AMARAL, F. G., MATOS, R., SINÉSIO, J., MOTTA-TEIXEIRA, L. C., DONATO, J., REITER, R. J. & CIPOLLA-NETO, J. 2018. Melatonin Absence Leads to Long-Term Leptin Resistance and Overweight in Rats. Frontiers in Endocrinology, 9.

BURKHART, K. & PHELPS, J. R. 2009. Amber lenses to block blue light and improve sleep: a randomized trial. Chronobiol Int, 26, 1602–12.

CHEUNG, I. N., ZEE, P. C., SHALMAN, D., MALKANI, R. G., KANG, J. & REID, K. J. 2016. Morning and Evening Blue-Enriched Light Exposure Alters Metabolic Function in Normal Weight Adults. PloS one, 11, e0155601–e0155601.

FIGUEIRO, M. G., PLITNICK, B. & REA, M. S. 2012. Light Modulates Leptin and Ghrelin in Sleep-Restricted Adults. International Journal of Endocrinology, 2012, 530726.

LAMBERT, G. W., REID, C., KAYE, D. M., JENNINGS, G. L. & ESLER, M. D. 2002. Effect of sunlight and season on serotonin turnover in the brain. Lancet, 360, 1840–2.

ONDRUSOVA, K., FATEHI, M., BARR, A., CZARNECKA, Z., LONG, W., SUZUKI, K., CAMPBELL, S., PHILIPPAERT, K., HUBERT, M., TREDGET, E., KWAN, P., TOURET, N., WABITSCH, M., LEE, K. Y. & LIGHT, P. E. 2017. Subcutaneous white adipocytes express a light sensitive signaling pathway mediated via a melanopsin/ TRPC channel axis. Scientific Reports, 7, 16332.

KAPITEL 06
LEBEN WIR DIE JAHRESZEITEN!

BAHLER, L., MOLENAARS, R. J., VERBERNE, H. J. & HOLLEMAN, F. 2015. Role of the autonomic nervous system in activation of human brown adipose tissue: A review of the literature. Diabetes Metab.

BARTNESS, T. J., LIU, Y., SHRESTHA, Y. B. & RYU, V. 2014. Neural Innervation of White Adipose Tissue and the Control of Lipolysis. Frontiers in neuroendocrinology, 35, 473–493.

CHEN, C., BUHL, E., XU, M., CROSET, V., REES, J. S., LILLEY, K. S., BENTON, R., HODGE, J. J. L. & STANEWSKY, R. 2015. Drosophila Ionotropic Receptor 25a mediates circadian clock resetting by temperature. Nature, advance online publication.

CHENG, Y.-T., LIU, J., YANG, L.-Q., SUN, C. & KONG, Q.-P. 2013. Mitochondrial DNA content contributes to climate adaptation using Chinese populations as a model. PloS one, 8, e79536–e79536.

CONRATHS, F. J., PROBST, C., POSSENTI, A., BOUFANA, B., SAULLE, R., LA TORRE, G., BUSANI, L. & CASULLI, A. 2017. Potential risk factors associated with human alveolar echinococcosis: Systematic review and meta-analysis. PLoS Negl Trop Dis, 11, e0005801.

HARMS, M. & SEALE, P. 2013. Brown and beige fat: development, function and therapeutic potential. Nat Med, 19, 1252–1263.

JANSKY, L., POSPISILOVA, D., HONZOVA, S., ULICNY, B., SRAMEK, P., ZEMAN, V. & KAMINKOVA, J. 1996. Immune system of cold-exposed and cold-adapted humans. Eur J Appl Physiol Occup Physiol, 72, 445–50.

KERN, P., AMMON, A., KRON, M., SINN, G., SANDER, S., PETERSEN, L. R., GAUS, W. & KERN, P. 2004. Risk factors for alveolar echinococcosis in humans. Emerging infectious diseases, 10, 2088–2093.

KIM, Y. J., KHETAN, A., WU, W., CHUN, S.-E., VISWANATHAN, V., WHITACRE, J. F. & BETTINGER, C. J. 2016. Evidence of Porphyrin-Like Structures in Natural Melanin Pigments Using Electrochemical Fingerprinting. Advanced Materials, 28, 3173–3180.

MORRISON, S. F., MADDEN, C. J. & TUPONE, D. 2014. Central Neural Regulation of Brown Adipose Tissue Thermogenesis and Energy Expenditure. Cell metabolism, 19, 741–756.

REBOLLEDO-VIEYRA, M., URRUTIA-FUCUGAUCHI, J. & LÓPEZ-LOERA, H. 2010. Aeromagnetic anomalies and structural model of the Chicxulub multiring impact crater, Yucatan, Mexico. Revista mexicana de ciencias geológicas, 27, 185–195.

SRAMEK, P., SIMECKOVA, M., JANSKY, L., SAVLIKOVA, J. & VYBIRAL, S. 2000. Human physiological responses to immersion into water of different temperatures. Eur J Appl Physiol, 81, 436–42.

VIJGEN, G. H. E. J., BOUVY, N. D., LEENEN, L., RIJKERS, K., CORNIPS, E., MAJOIE, M., BRANS, B. & VAN MARKEN LICHTENBELT, W. D. 2013. Vagus Nerve Stimulation Increases Energy Expenditure: Relation to Brown Adipose Tissue Activity. PLoS ONE, 8, e77221.

WILKINS, R., TJEPKEMA, M., MUSTARD, C. & CHOINIÈRE, R. 2008. The Canadian census mortality follow-up study, 1991 through 2001. Health Rep, 19, 25–43.

YANG, X. & RUAN, H.-B. 2015. Neuronal Control of Adaptive Thermogenesis. Frontiers in Endocrinology, 6, 149.

YOSHIKAWA, T., MATSUNO, A., YAMANAKA, Y., NISHIDE, S.-Y., HONMA, S. & HONMA, K.-I. 2013. Daily exposure to cold phase-shifts the circadian clock of neonatal rats in vivo. European Journal of Neuroscience, 37, 491–497.

https://www.nordsee.com/at/specials/nordsee-frischfisch/saisonkalender-auf-einen-blick/

Bildnachweis

Adobe Stock: Cover (baranq), 9 (luckybusiness), 14 (Piotr Marcinski), 25 (HLPhoto), 29 (alicja neumiler), 36 (shurkin_son), 48 (vincent0404), 52/53 (Jacob Lund), 54 (Anusorn), 62 (marjan4782), 69 (Drobot Dean), 72 (Gorodenkoff), 78/79 (Nadezhda), 80 (LStockStudio), 82 (detailblick-foto), 85 (Yulia Furman), 95 (nenetus), 104 (Yakobchuk Olena), 117 (Drobot Dean), 118 (hedgehog94), 120/121 (Boggy)

Getty Images: 6 (SrdjanPav), 32 (ArtistGNDphotography), 43 (piola666), 51 (Leticia Lopez), 59 (Jay Yuno), 67 (Tero Vesalainen), 75 (Marjan_Apostolovic), 88 (JoelBoily), 112 (Jasmina007), 115 (dusanpetkovic), 122 (Olezzo), 124/125 (Gaschwald), 126 (PPAMPicture), 127 (Kuzmichstudio), 128 (cunfek), 129 (darkbird77), 130 (IakovKalinin), 131 (Nikada), 132 (rusm), 133 (corradobarattaphotos), 134/135 (Andrey Danilovich)

Impressum

STYRIA
BUCHVERLAGE

ISBN 978-3-7088-0801-7

Bücher aus der Verlagsgruppe Styria gibt es
in jeder Buchhandlung und im Online-Shop
www.styriabooks.at

Covergestaltung: Barbara Reiter, Bureau A/O
Layout: Barbara Reiter, Bureau A/O
Lektorat: Sabine Edith Braun
Projektleitung: Jasmin Parapatits
Illustrationen: Barbara Reiter & Anna Haerdtl, Bureau A/O

Druck und Bindung: DZS Grafik
Printed in the EU
7 6 5 4 3 2 1

HINWEIS: Die Autoren haben für die Inhalte dieses Buches noch bestem Wissen und Gewissen recherchiert und stellen mit den angebotenen Informationen keinen Anspruch auf Vollständigkeit. Weder sie noch der Verlag können Haftung in Bezug auf die Inhalte übernehmen.